专病中西医结合诊疗丛书

脂肪肝的中西医结合治疗

陈建杰　成　扬　凌琪华　主编

科学出版社
北　京

内 容 简 介

脂肪肝发病率逐年增高，其已成为我国最常见肝脏疾病和公共健康问题之一。随着对脂肪肝相关的基础研究和临床研究工作的不断深入，中医、西医医务工作者们改变了以往“脂肪肝预后良好”的观点，提倡预防脂肪肝的发生，并且提出对已发疾病要进行积极的治疗。而中医医务工作者发现传统中医药在脂肪肝的治疗、预防方面有着独特的认识和治疗优势。

笔者通过收集最新的国内外相关文献，结合自己的临床经验和科研成果，撰写了本书，本书共分为5篇（基础篇、诊断篇、治疗篇、预防篇、现代研究篇），分别阐述了中医、西医对脂肪肝及其并发症的认识、诊断、治疗、预防和现代科研研究。

本书适合中医、中西医结合肝病临床工作者、内科工作者，以及其他中医临床、科研工作者阅读。

图书在版编目（CIP）数据

脂肪肝的中西医结合治疗 / 陈建杰，成扬，凌琪华主编. —北京：科学出版社，2020.1

（专病中西医结合诊疗丛书）

ISBN 978-7-03-061325-7

Ⅰ. ①脂… Ⅱ. ①陈… ②成… ③凌… Ⅲ. ①脂肪肝－中西医结合疗法 Ⅳ. ①R575.505

中国版本图书馆CIP数据核字（2019）第107678号

责任编辑：陆纯燕 国晶晶 / 责任校对：杨 赛
责任印制：黄晓鸣 / 封面设计：殷 靓

科学出版社 出版
北京东黄城根北街16号
邮政编码：100717
http://www.sciencep.com

上海万卷印刷股份有限公司印刷
科学出版社发行 各地新华书店经销

*

2020年1月第 一 版 开本：787×1092 1/16
2020年1月第一次印刷 印张：9 3/4
字数：205 000

定价：65.00元

（如有印装质量问题，我社负责调换）

《脂肪肝的中西医结合治疗》
编辑委员会

主　　编　陈建杰　成　扬　凌琪华

编　　委　（按姓氏拼音排序）

陈建杰　陈逸云　成　扬　杜秀萍
胡晓凤　郎　卿　李　莹　凌琪华
齐艳艳　奚　骏　薛建华　虞　胜
朱敏芳

学术秘书　郎　卿　奚　骏

前言

随着人们生活方式的改变及肥胖和糖尿病全球化的流行，非酒精性脂肪性肝病（non-alcoholic fatty liver disease，NAFLD）和酒精性肝病（alcoholic liver disease，ALD）的患病率日益增大，正成为全球最重要的公共健康问题之一。在我国，NAFLD 发病率高达 15%以上，而嗜酒人数也在逐年上升，近年来各省份的流行病学显示，南方、西北及东北部分地区 ALD 患病率在 4.34%～8.7%，呈逐年上升趋势。脂肪肝（fatty liver）已成为我国最常见肝脏疾病和公共健康问题。

大多数脂肪肝预后良好，但仍有部分病例随着病情的进展可以发展为非酒精性脂肪性肝炎（NASH），甚至进一步发展为肝纤维化、肝硬化。NASH 是隐源性肝硬化的主要原因，5 年内有 5%～8%的 NASH 患者将会进展至肝硬化阶段。更甚者可进展为肝癌。因此，近年来，中医、西医的医务工作者们在脂肪肝的基础研究、临床诊断、治疗、预防和科研工作方面做了很多的努力，得出了一些结果，找到了一些规律。自古以来，传统中医药在治疗脂肪肝及与之相关的证候方面有着独特的认识，随着中医医务工作者的不断努力，更加显示出传统中医药对 NAFLD、ALD 的治疗特色和优势。于是，我们通过收集最新的国内外相关文献，结合自己的临床经验和科研观察结果，编写了这本书，希望将脂肪肝的最新中西医诊疗进展和科研研究结果展示给广大的读者。

本书从基础篇、诊断篇、治疗篇、预防篇、现代研究篇，分别阐述中、西医对脂肪肝及其并发症的认识、诊断、治疗、预防和现代科研研究。本书适合于中医、中西医结合肝病临床工作者，内科工作者，以及其他中医临床、科研工作者阅读。

编　者

2018 年 9 月

目录

治　疗　篇

预　防　篇

现代研究篇

基础篇

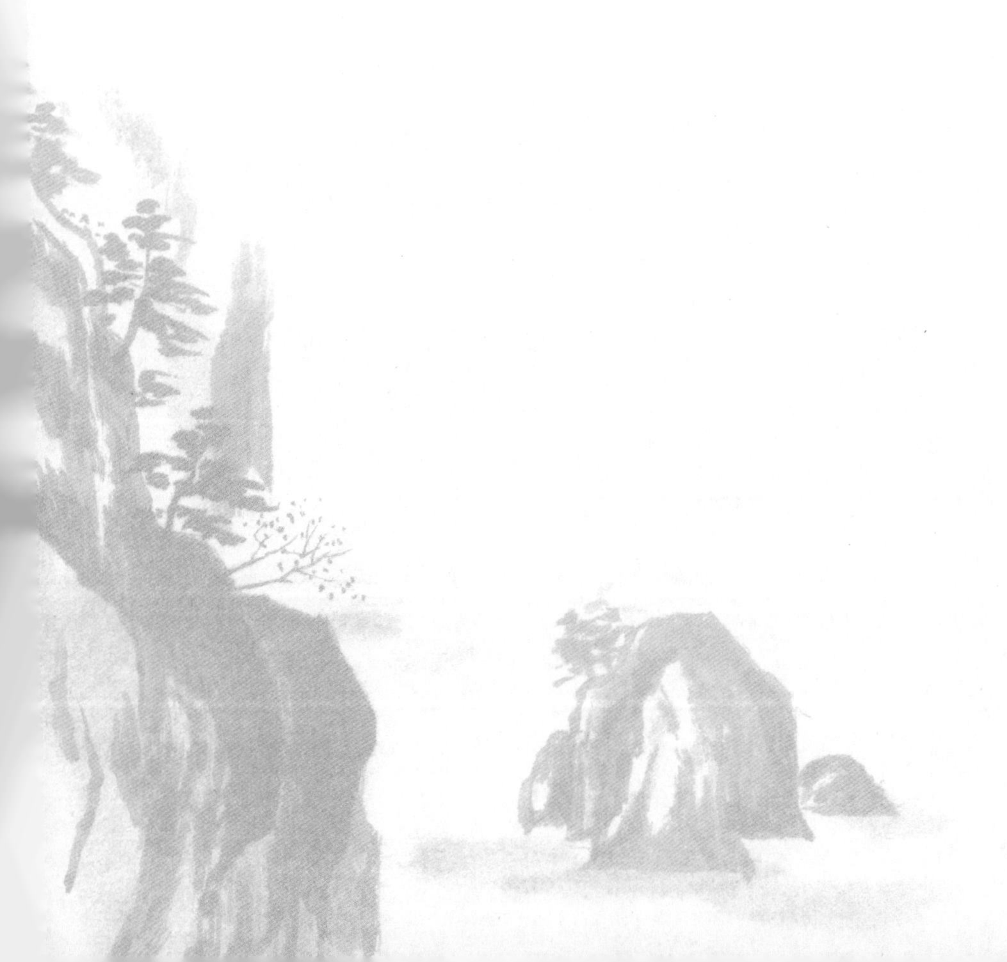

第一章　脂肪肝疾病的定义和概述

随着乙型肝炎疫苗的普及和抗乙型肝炎病毒、丙型肝炎病毒药物的日趋完善，病毒性肝炎得到了有效的控制。但是肝病依旧是人类主要的死亡原因之一。脂肪肝已经取代了病毒性肝炎成为最常见的肝病，对人类的健康造成严重危害，故对脂肪肝的研究已经成为肝病学科的重点。

脂肪肝可分为酒精性肝病和非酒精性脂肪性肝病两大类。

一、酒精性肝病

酒精性肝病（ALD）是由于长期大量饮酒导致的肝病。初期通常表现为脂肪肝，进而可发展成酒精性肝炎、肝纤维化和肝硬化。有长期饮酒史，一般超过 5 年，折合乙醇量男性≥40g/d，女性≥20g/d，或 2 周内有大量饮酒史，折合乙醇量＞80g/d。但应注意性别及遗传易感性等因素的影响。女性对酒精介导的肝毒性更敏感，与男性相比，较小的饮酒量和较短的饮酒期就可能出现较重的 ALD。

二、非酒精性脂肪性肝病

非酒精性脂肪性肝病（NAFLD）是一种与胰岛素抵抗（insulin resistance，IR）和遗传易感密切相关的代谢应激性肝脏损伤，其病理学改变与 ALD 相似，但患者无过量饮酒史，疾病谱包括非酒精性单纯性脂肪肝（non-alcoholic simple fatty liver，NAFL）、非酒精性脂肪性肝炎（non-alcoholic steatohepatitis，NASH）及其相关肝硬化和肝细胞癌。NAFLD 的危险因素包括高脂肪高热量膳食结构、多坐少动的生活方式、IR、代谢综合征及其易患因素（肥胖、高血压、血脂紊乱和 2 型糖尿病）。尽管酒精滥用和丙型肝炎病毒感染与脂肪肝关系密切，但是全球脂肪肝的流行主要与肥胖症患病率迅速增长密切相关。体重指数（body mass index，BMI）和（或）腰围正常的 NAFLD 患者在亚太地区仍不少见。近期体重和腰围的增加与 NAFLD 发病有关，腰围比 BMI 更能准确预测脂肪肝。

第二章　脂肪肝的西医认识

一、脂肪肝的发病原因及发病机制

肝是人体重要的消化器官，正常成人的肝组织中，含有4%～5%的脂肪，当脂肪含量超过肝重的5%，或病理检查每单位面积有1/3以上肝细胞内存在脂肪滴时，即为脂肪肝。

脂肪肝又称为肝脂肪变性，是过多的脂肪堆积在肝内形成的一种疾病。肝是机体脂质代谢的中心器官，对脂类物质起着消化、吸收、转化、氧化、分解等作用。正常的肝内仅仅含有小量脂肪，这些脂肪组织，其中一半为三酰甘油，另一半为磷脂酰胆碱和胆固醇。肝是把血液中的脂肪酸合成为三酰甘油的主要场所，但肝并没有多少空间来储存它，因此，三酰甘油一经合成，就与载脂蛋白结合为脂蛋白，主要为极低密度脂蛋白，之后进入血液。当肝内摄入的脂质超过肝的代谢能力时，可造成肝细胞内脂质沉积及代谢异常，形成脂肪肝。

1. 临床上脂肪肝分类多样

（1）脂肪肝根据有无长期嗜酒史分类　可分为ALD和NAFLD两大类。

NAFLD根据自身体质、生活方式、伴随疾病等所致脂肪肝的发病原因不同，一般可分为肥胖、过食性脂肪肝、营养缺乏性脂肪肝、药物性脂肪肝、糖尿病性脂肪肝、肝炎后脂肪肝、妊娠性脂肪肝和不明原因的隐源性脂肪肝等。

（2）根据起病的轻重缓急分类　分为急性脂肪肝和慢性脂肪肝。

1）急性脂肪肝比较少见，病理上多表现为典型的小泡性肝细胞脂肪变性。临床表现类似急性或者亚急性重症病毒性肝炎，伴有疲劳、恶心、呕吐、黄疸、意识模糊或者癫痫大发作等。比较严重的病例短期内发生病变，最终死于脑水肿和脑疝。也有患者部分表现轻微。

2）慢性脂肪肝主要是由酗酒、肥胖，以及糖尿病等引起的大泡性肝细胞脂肪变性，就是通常所说的脂肪肝。一般都是良性发展，多发于中老年，男性多于女性。

（3）根据肝声像图特点分类　可分为两大类：均匀弥漫性脂肪肝（常见）和非均匀性脂肪肝。其中均匀弥漫性脂肪肝按轻重程度不同又分为三度：轻度脂肪肝、中度脂肪肝和重度脂肪肝。

1）轻度脂肪肝：声像图表现为肝大小、形态如常，包膜光滑清晰，肝缘角较锐，实质回声呈密集细小点状，近场增强，远场衰减不明显或轻度衰减，肝内管状结构及膈肌光带显示尚清。

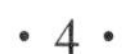

2）中度脂肪肝：声像图特点介于轻、重度脂肪肝之间，表现为肝各径线轻度增大，肝右叶肋下最大斜径超过140mm，肝缘角变钝，实质回声密集增强，远场1/2衰减，后缘轮廓隐约可见，肝内管状结构变细，膈肌回声减弱。

3）重度脂肪肝：声像图表现为肝普遍性增大，形态饱满，肝缘角显著变钝，肝实质回声呈近场显著增强，远场2/3衰减呈低回声或无回声，后缘轮廓显示不清，整个肝区透声性差，似有一层薄雾，肝内管状结构、膈肌显示很差或不能显示。

非均匀性脂肪肝最大特征是无占位效应，鉴别要点为无包膜，周边无声晕；可有血管穿行，且血管无受压、浸润、移位变形，可分为低回声型和强回声型。

（4）根据肝组织病理学改变程度进行分类　大致有以下四类。

1）单纯性脂肪肝：肝的病变只表现为肝细胞的脂肪变性。根据肝细胞脂肪变性范围将脂肪肝分为弥漫性脂肪肝、局灶性脂肪肝，以及弥漫性脂肪肝伴正常肝岛。

脂肪肝的发病机制复杂，各种致病因素可通过影响以下一个或多个环节导致肝内三酰甘油的积聚，形成脂肪肝：①由于高脂肪饮食、高脂血症及外周脂肪组织分解增加导致游离脂肪酸输送入肝细胞增多。②线粒体功能障碍导致肝细胞消耗游离脂肪酸的氧化磷酸化及β氧化减少。③肝细胞合成三酰甘油能力增强或从碳水化合物转化为三酰甘油增多，或肝细胞从肝窦乳糜微粒残核内直接摄取三酰甘油增多。④极低密度脂蛋白（VLDL）合成及分泌减少导致三酰甘油转运出肝细胞发生障碍。

当进入肝细胞的三酰甘油总量超过消耗和转运的三酰甘油时，三酰甘油在肝积聚形成脂肪肝。

2）脂肪性肝炎：是指在肝细胞脂肪变性基础上发生的肝细胞炎症。据统计，长期大量嗜酒，40%左右会出现这种情况，而NAFLD一般很少发生脂肪性肝炎。

3）脂肪性肝纤维化：是指在肝细胞周围发生了纤维化改变，纤维化的程度与致病因素是否持续存在及脂肪肝的严重程度有关。酒精性脂肪肝纤维化可发生在单纯性脂肪肝基础上，而非酒精性脂肪肝纤维化则是发生在脂肪性肝炎的基础上。肝纤维化继续发展则病变为脂肪性肝硬化。

4）脂肪性肝硬化：是脂肪肝病情逐渐发展到晚期的结果。近年来，随着ALD和NAFLD病例的增多，脂肪性肝硬化已占到中国肝硬化病因的第二位（第一位是病毒性肝炎后肝硬化）。在酒精性肝炎中肝硬化的发生率为50%以上，少部分NAFLD也会发展成为肝硬化。

2. 脂肪肝的发病原因

（1）酒精　是损害肝的第一杀手。这是因为酒精进入人体后，主要在肝进行分解代谢，酒精对肝细胞的毒性使肝细胞对脂肪酸的分解和代谢发生障碍，引起肝内脂肪沉积而造成脂肪肝。饮酒越多，脂肪肝也就越严重。长期饮酒者肝穿刺活检显示，75%～95%存在一定程度的脂肪浸润，每天饮酒超过80～160g，则ALD的发病率会增加5～25倍，进一步还可诱发肝纤维化，进一步发展为肝硬化。

（2）肥胖　肥胖者机体内三酰甘油合成与转运之间出现失衡，一方面肥胖者大多营养过剩，从食物中摄入过多的脂肪酸，导致大量的游离脂肪酸入肝，通过肝合成的三酰甘油增多；另一方面，由于大量的三酰甘油与载脂蛋白结合形成以极低密度脂蛋白为主的脂蛋白，释放入血液中的极低密度脂蛋白含量过高，导致肝内合成的极低密度脂蛋白难以排出。因此，大量的三酰甘油堆积在肝内，结果就形成了脂肪肝。肝内脂肪堆积的程度与体重成正比。流行病学调查显示，30%～50%的肥胖者合并脂肪肝，重度肥胖者脂肪肝发病率更是高达 61%～94%。肥胖者通过体重控制，其肝脂肪浸润会明显减少甚至消失。

（3）不良生活方式　久坐少动、运动缺乏、饮食过度或饮食结构不合理、熬夜等不良生活方式都会导致肝负荷增加，使肝内的脂肪难以排出。如运动缺乏可使脂质的消耗减少，肝内的脂质难以排到血液中，从而造成脂肪肝；饮食过度或晚餐摄入过多的动物脂肪、植物油、蛋白质和碳水化合物，这些食物在体内不能被充分利用，过剩的营养物质便转化为脂肪储存起来，导致肥胖、高血脂和脂肪肝；再如熬夜，肝在晚上 11 时至凌晨 3 时活动能力最强，这也是肝的最佳排毒期，如果此时熬夜，肝得不到休息，肝的血流量相对不足，势必加重肝的负担；同时，熬夜者，若晚餐进食较多，并且晚餐后没有运动，多余的热量就会转化为脂肪储存于肝，久而久之，肝的脂肪含量就会超标，可导致脂肪肝。

（4）糖尿病　糖尿病患者中约 50%可发生脂肪肝，其中以成年患者为多。因为成年后患糖尿病者有 50%～80%是肥胖者，其血浆胰岛素水平与血浆脂肪酸增高，脂肪肝既与肥胖程度有关，又与进食脂肪或糖过多有关。另外，患糖尿病后，糖的利用发生障碍，机体就去动员脂肪组织帮助糖供给能量，储存在脂肪组织中的脂肪通过分解大量释放到血液中，血液中的游离脂肪酸增加，导致肝中大量合成及储存的三酰甘油难以排泄到血液中，因此形成脂肪肝。而且由于糖尿病患者多存在 IR，体内胰岛素难以调节脂肪代谢水平，从而引起肝脂肪代谢内环境发生失衡；同时可增加脂肪酸 β 氧化和肝细胞的氧化应激，导致肝发生炎症病变。

（5）快速减肥　禁食、过度节食或其他快速减轻体重的措施均可导致体内没有足够的糖可以利用以提供机体能量，进而引起脂肪分解量短期内大量增加，肝“工作量”激增，消耗肝内谷胱甘肽（GSH），使肝内丙二醛（MDA）和脂质过氧化物大量增加，损伤肝细胞，影响其脂蛋白合成能力，导致脂肪肝。目前研究提示，一般通过纯节食减肥或药物减肥，一个月内体重下降 1/10 或以上者，脂肪肝的发病率明显增加，当前许多年轻人患脂肪肝就是盲目减肥引起的。

（6）营养不良　营养不良导致蛋白质缺乏是引起脂肪肝的重要原因，多见于摄食不足或消化障碍，不能合成载脂蛋白，肝合成的三酰甘油因缺乏运载蛋白只能积聚在肝内，形成脂肪肝。

（7）药物　某些药物或化学毒物通过抑制蛋白质的合成而致脂肪肝，如四环素、肾上腺皮质激素、嘌呤霉素、环己胺、依米丁，以及砷、铅、银、汞等。主要是因为这些药物可以使载脂蛋白的合成受阻，由于缺少运载工具，肝内三酰甘油不能释放入血，从而在肝内积聚。另外，降脂药也可通过干扰脂蛋白的代谢而形成脂肪肝。

（8）妊娠　　多在第一胎妊娠34～40周时发病，病情严重，预后不佳，母婴死亡率在20世纪70年代分别为75%和85%，近年分别降至18%及23%。多数人认为妊娠后体内性激素水平的变化与脂肪肝的发生有直接关系，孕妇体内雌激素、生长激素、儿茶酚胺等水平升高，加之妊娠末期孕妇处于应激状态，使脂肪动员增加，脂肪酸入肝增加，肝内三酰甘油合成增多，糖原储备减少，均导致脂肪在肝细胞内沉积。而且妊娠晚期存在不同程度的蛋白质代谢紊乱，以及某些氨基酸和脂蛋白缺乏，这些均可促进肝细胞脂肪变性和脂肪沉积。

（9）其他　　结核、细菌性肺炎及败血症等感染时，破坏了肝细胞膜的完整性，导致肝内脂肪代谢异常或肝细胞缺氧而致脂肪肝；病毒性肝炎患者与肝利用脂肪的能力低下有关，同时驱脂因素缺乏使脂肪外移减少，在此基础上，过分限制体力活动，加上治疗时长期大量口服或静脉注射葡萄糖，采用高热量、高糖饮食，肝细胞脂肪易堆积，接受皮质激素治疗后，由于促进糖异生，脂肪肝更容易发生。另外，还存在胃肠外高营养性脂肪肝、中毒性脂肪肝、遗传性疾病引起的脂肪肝等。

3. 脂肪肝的发病机制

（1）ALD　　肝是酒精代谢、降解的主要场所。酒精对肝有直接损伤作用。目前认为，酒精在肝细胞内代谢产生的毒性代谢产物及其引起的代谢紊乱是导致ALD的主要发病机制。

1）NADH/NAD值增高的效应：进入肝内的酒精，在乙醇脱氢酶和微粒体乙醇氧化酶系的作用下转变为乙醛，再转变为乙酸。后一反应使辅酶Ⅰ（NAD）转变为还原型辅酶Ⅰ（NADH），使NADH/NAD值增高。①NADH增多有抑制线粒体三羧酸循环的作用，从而使肝细胞对脂肪酸的氧化能力降低，可引起脂肪在肝内堆积而发生脂肪肝。②NADH增多可使细胞代谢中的乳酸增多，乳酸对肝内脂肪变性及胶原形成等有促进作用。③NADH增多，使线粒体增加对NADH的再氧化，致耗氧过多。肝细胞因缺氧而易于发生坏死和纤维化。

2）乙醛的毒性作用：在酒精代谢过程中产生的乙醛具有强烈的生化反应和毒性，可影响肝细胞膜的性状及抑制肝细胞合成的蛋白质的分泌排出。

3）营养缺乏作用：嗜酒者常有营养不足，尤其是蛋白质缺乏，使肝内氨基酸及酶类减少，可以促进酒精的毒性作用。

（2）NAFLD　　NAFLD发病机制极为复杂，至今尚未完全清楚。医学界普遍认可的是1998年Day和James共同提出的“二次打击”学说。该学说是阐明该疾病发生机制的主要理论。该学说认为IR引起肝细胞脂质蓄积，并诱导机体对内源性损害因子的敏感性增加，形成NAFLD的第一次打击。在此基础上，被活化的因子进一步通过氧化应激与脂质过氧化等反应，加快加剧损伤肝细胞，发展为“二次打击”，终使得肝炎症反应、肝损伤加剧，甚至发生坏死、纤维化。IR、氧化应激、炎症作用、脂质代谢紊乱、肝细胞器功能紊乱等因素构成了“二次打击”学说的重要组成部分。

1）IR：在“二次打击”学说中，IR是NAFLD的始动及中心环节。IR是指胰岛素作用的靶器官对胰岛素的敏感性下降。正常情况下，胰岛素与胰岛素受体结合，促进胰岛素受体底物的酪氨酸磷酸化而发挥作用。当机体出现IR时，减弱胰岛素对脂肪代谢的调节作用，脂肪组织分解作用逐步加强，游离脂肪酸浓度同步升高，大量游离脂肪酸从门静脉血液中进入肝，而此时肝细胞对脂肪酸的β氧化受到高胰岛素血症的抑制，肝内游离脂肪酸酯化增多，早期代偿尚能转换成三酰甘油，当β氧化超负荷时，过量的游离脂肪酸（外源性或内源性），特别是不饱和游离脂肪酸，在肝中蓄积，加重肝细胞脂肪变性。

2）氧化应激反应：是在IR首次打击的基础上，肝细胞发生脂肪变性，同时在体内一系列活性因子的作用下，肝细胞线粒体β氧化代偿性加快，产生大量的活性氧类（ROS）。ROS具双重效应，一方面，生理状态下机体产生少量ROS参与细胞内外的信号转导、生物氧化还原过程的电子传递等正常机体代谢，抗氧化体系亦可清除体内过多的氧自由基保持机体稳态平衡；另一方面，病理状态下，细胞内抗氧化体系未能及时清除过多ROS时，氧自由基产生和清除的平衡遭到破坏，体内自由基明显增多，便产生氧化应激，生成大量过氧化物，在机体内可引起蛋白、核酸、肝细胞的损伤，更为严重者可导致细胞炎性坏死。

3）炎症作用：肝是人体重要的免疫器官，血清中的游离脂肪酸、脂肪组织诱导产生的细胞因子及内脏产生的内毒素都会影响肝内的免疫细胞，并且不同种类的免疫细胞之间也会相互影响，导致脂肪肝患者肝功能的异常。库普弗细胞是肝内的巨噬细胞，活化的库普弗细胞会诱导产生ROS，在NAFLD的发病中起重要作用。由库普弗细胞介导的免疫反应或许会是NAFLD发病过程中造成肝损害的基础，大量的脂质堆积，使库普弗细胞长期暴露于“抗原”下，引起持续的炎症反应。上述过程反复发生，形成炎症—坏死循环，最终进展为肝纤维化。

4）脂质过氧化：指活性氧自由基与多不饱和脂肪酸在细胞膜内反应生成脂质过氧化物（LPO）的过程。脂质过氧化物可水解载脂蛋白B（Apo-B），加重炎症坏死，激活库普弗细胞，并使肝星状细胞转变为肌纤维细胞，加重肝纤维化。同时，脂质过氧化物不仅可以增加内源性ROS，并使其毒性增强；亦抑制抗氧化剂活性，增加对外源性过氧化物损害的敏感性，细胞内的ATP储备及抗氧化物质随之减少，使ROS灭活障碍，形成了产生ROS、脂质过氧化物增多及抗氧化能力下降的恶性循环，最终导致NAFLD、肝纤维化甚至肝硬化。

5）肝细胞器功能紊乱：线粒体是生理状态下脂肪酸代谢的主要途径，此过程中NADH和还原型黄素腺嘌呤二核苷酸（FADH2）由NAD和黄素腺嘌呤二核苷酸（FAD）转化得之。NAFLD患者肝内过多的游离脂肪酸，前期主要依赖线粒体β氧化代偿予以清除，结果却导致乙酰辅酶A增多，由此NADH和FADH2也因为三羧酸循环反应加强而产生过多，最终在呼吸链传递中氧化形成过量ROS。而ROS可改变线粒体内外膜跨膜孔道通透性，使得线粒体膜通透性转换孔异常开放，通透性显著增强，激活核转录因子(NF-κB 和 AP-1)及调节参与炎症应答的一系列细胞因子和炎性黏附因子，如肿瘤坏死因子-α（TNF-α）、白细胞介素-18（IL-18）和转化生长因子-β（TGF-β）的表达，引致肝组织纤维化改变。

另外，内质网是蛋白质合成、折叠和修饰的重要细胞器，也是合成类固醇、胆固醇和其他脂类的场所，它在脂肪酸代谢过程中发挥着重要作用。当过多 ROS 产生时，内质网发生氧化反应增强，使内质网中大量囤积蛋白质，也包括大量错误蛋白质。内质网内的钙离子平衡随之被打破，内质网应激（ERS）便形成，加重肝细胞炎性损害。

近年来，在此基础上的“多次打击学说”认为，不仅有二次打击，而且很多来源于肠道及脂肪组织等的肝外因素，参与促进肝炎症的发生，形成了多次打击。大量的临床和基础研究证据表明肠-肝轴参与了 NAFLD 的发生发展，肠道菌群是肝肠对话中的重要环节。肠道黏膜是人体内最大的细菌储存器官，目前已发现至少存在 1000～1150 种细菌。肠道黏膜屏障包括生物屏障、机械屏障、免疫屏障和化学屏障，其中肠道微生态在 NAFLD 发病中的作用越来越受到重视。

二、脂肪肝的病理

NAFLD 是一种无过量饮酒史及排除其他有明确损肝因素所导致的肝细胞脂肪变性、脂肪贮积并以肝细胞脂肪变性、气球样变、弥散性肝小叶轻度炎性反应或肝中央静脉、肝窦周围胶原沉积等为临床病理特征的慢性肝疾病临床综合征。病理过程由轻到重，包括 NAFL、NASH、脂肪性肝纤维化和脂肪性肝硬化 4 个阶段。

脂肪肝时肝的大体形态、组织学和亚微结构均发生一系列变化，具体如下所述。

（1）大体形态改变　轻度肝脂肪变性时，肝肉眼观可无明显改变，或仅轻微黄染。如脂肪变性比较显著和广泛，则肝外观呈弥漫性肿大，表面光滑，边缘钝而厚，包膜紧张，触之质如泥块或如面团，压迫时可出现凹陷，表面色泽较苍白或带灰黄色，切面可呈黄红或淡黄色，有油腻感，刀切时硬度较正常者稍增加，刀面有脂肪沾染。

（2）光学显微镜观察　肝细胞肿大，充满大小不等的脂肪空泡（脂滴），空泡大和多者可将肝细胞核推向一边。数个含有脂肪的肝细胞可破裂，形成脂肪囊肿，囊肿破裂后可引起炎症反应。轻至中度脂肪变性在肝小叶中心区最为明显，一般无明显的炎症反应和细胞坏死。重度患者整个肝小叶的肝细胞都有脂肪变性，可伴有轻度局限性炎症和单纯性坏死。中、重度脂肪肝可伴有一定程度的肝纤维结缔组织增生（肝纤维化），伴肝细胞再生。肝细胞内脂肪压迫毛细胆管时，可见胆汁淤积。有效治疗后，肝细胞或囊肿内脂肪减少，肝细胞可恢复正常。若原有炎症或纤维化，则在脂肪消失后短期内仍可遗留局灶性炎症细胞浸润及纤维化。

其中，脂滴形成于内质网中，为有界膜包绕的圆形均质小体，也称为脂质小体（liposome），其电子密度一般较高。初形成的脂滴很小，以后可逐渐融合为较大脂滴。用苏丹Ⅲ或锇酸作脂肪染色来加以鉴别：苏丹Ⅲ将脂滴染成橘黄色，锇酸将其染成黑色。

（3）电镜观察　轻度脂肪肝可见脂肪储存于细胞质而不侵犯线粒体。中、重度脂肪肝及小泡型脂肪肝可见脂肪微囊泡在胞质和内质网中堆积，高尔基体内有脂滴积聚、膨胀。线粒体可增大、变形，甚至破裂，透明坏死。

另外，脂肪变性在肝小叶中的分布与其病因有一定的关系，例如，肝淤血时，小叶中央区缺氧较重，故脂肪变性首先在此处发生。长期淤血后，小叶中央区的肝细胞大多萎缩、变性或消失，于是小叶周边区肝细胞也因缺氧而发生脂肪变性。磷中毒时，肝细胞脂肪变性则主要发生于小叶周边区，这可能是由于此区肝细胞对磷中毒更为敏感。

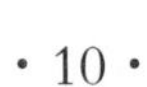

第三章　脂肪肝的中医认识

一、脂肪肝中医病名的界定

在中医古籍中，没有脂肪肝病名，也无相对应的专病名称。历代医家文献有从症状上来命名的，归属于“胁痛”范畴的，主要症状为胁胀、胁痛，符合脂肪肝的临床表现，如《黄帝内经》(简称《内经》)中的“肝满”“肝胀”的论述，《素问·脏气法时论》说：“肝病者，两胁下痛引少腹。”《灵枢·五邪》说：“邪在肝，则两胁中痛。”《景岳全书·胁痛》说：“但察其有形无形，可知之矣。盖血积有形而不移，或坚硬而拒按，气痛流行而无迹，或倏聚而倏散”“凡房劳过度，肾虚羸弱之人，多有胸胁间隐隐作痛，此肝肾精虚”。归属于“肝郁”“积证”“食积”“积聚”范畴的，是指患者腹内有结块，或胀或痛，《金匮要略·五脏风寒积聚》说“积者，脏病也，终不移”，《景岳全书·积聚》说“积聚之病，凡饮食，血气，风寒之属皆能致之”。根据病机推测来命名的，归属于“痰湿”“肥气”“湿阻”“炎症”“痰癖”范畴的，是因为本病与肥胖有关，肥胖者不能将水谷精微正常地布散全身。归属于“瘀证”“瘀血”范畴的，是因本病患者血液运行受阻，有瘀积之义。

古代医家认为饮食不节、情志失调、痰瘀互结是本病的基本病因。《灵枢·百病始生》曰“凝血蕴里而不散，津液涩渗，著而不去，而积皆成矣”，说明了脂肪肝形成离不开痰和瘀；《临证指南医案·湿》中指出“湿从内生者，必其人膏粱酒醴过度”，指出 NAFLD 与饮食有关，而随着生活水平提高，以及生活节奏的加快，人们或饮食不加节制，或嗜食生冷油腻之品，日积月累，脾胃运化失常，以致水谷精微不能濡养全身，反而积聚成痰，蕴结于肝而发此病；李中梓认为脾土虚弱，气化不及，是痰瘀形成的根本，痰浊形成后，随气升降，无处不到，痰瘀滞留于肝，积于胁下，日久成病。

综上所述，本病以本虚标实为主，本病病位在肝，与肝、胆、脾、胃、肾均有关。究其病机，多为湿阻、痰凝、气滞、血瘀、食积、热蕴等，致肝胆失于条达，气血运行不畅。

二、脂肪肝的病因病机

中医学无脂肪肝之病名，但根据其病因、病位及临床表现，可从中医文献中寻找到该病的一些描述，早在《内经》中，已有关于“脂膜”“油脂”等记载，另《难经》云“肝之积，名曰肥气”，提出“肥气”之概念。《诸病源候论·积聚》曰：“诸脏受邪，初未能为积聚，留滞不去，乃成积聚。”《丹溪心法》云：“凡人身上中下有结块者，多是痰。”这些文献为我们从中医角度认识脂肪肝提供了理论依据。现代医家根据其不同病理阶段如NAFL、NASH、肝硬化等之表现，可分别将其归属于中医学“湿阻”“痞满”“肥气”“胁痛”“肝癖”“肝着”“积聚”等范畴。

1. 病因

（1）饮酒过度　酒作为日常普及之饮品，为熟谷之液，可化生水谷精微，如《素问·汤液醪醴论》云其“为五谷汤液及醪醴奈何？……必以稻米，炊之稻薪，稻米者完，稻薪者坚”，其味或醇美或清香，但其性轻扬彪悍，如《素问·厥论》曰“酒气盛而慓悍”，《灵枢·营卫生会》亦曰“酒者熟谷之液也，其气悍以清”。酒性阳热，喜上升，适量饮用，有补益、温经散寒、行气活血之功；若长期大量饮酒或经常嗜酒宿醉，酒之阳热之性一可助湿生热、热毒内攻，二可致气机逆乱、肝脾失司，从而导致“酒积”“酒癖”等证的发生。如隋代巢元方在《诸病源候论》中云：“酒者，水谷之精气也，其慓悍而有大毒，入胃则酒胀气逆，气逆于胸，内熏肝胆，故令肝浮胆横。”一般而言，疾病初起，多为酒毒湿热之邪蕴滞中焦，内熏肝胆，表现为脾胃功能受损，运化失司；继之土壅木郁，影响肝之疏泄；久之则肝脾同病，气遏湿阻，痰浊内生，困厄肝之气机而成“胁痛”之症；病症既成，若失治误治，发生传变，由气及血，瘀血内生，与痰湿互结于胁下，终成“肝积”。

（2）饮食不节　饮食为水谷精微化生的主要原料，《灵枢·五癃津液别》曰“五谷之津液和而为膏”。膏脂属于津液的组成部分，源于水谷，化而入血，是人体的营养物质。《难经》云“人赖饮食以生，熏肤，充身，泽毛”，即适度饮食和五味调和为水谷精微化生气血津液，充养五脏六腑、四肢百骸，维持人体正常生理活动的基础。长期不合理的饮食是影响身体健康的致病因素。如长期嗜食肥甘厚味，因肥易生热，甘能滞中，肥甘太过则痰湿内生。如叶天士在《临证指南医案》中云“湿从内生者，必其人膏粱酒醴过度”，《医学入门》云：“善食厚味者生痰。”过食肥甘则酿生湿热痰浊，淫精于脉，蕴蓄于肝，产生“膏粱之变”。如张志聪补注《内经》所云“中焦之气，蒸津液化，其精微溢于外则皮肉膏肥，余于内则膏肓丰满”。另外，若饮食无度，夜宵饱食等则“饮食自倍，肠胃乃伤”，饮食碍脾滞胃，脾胃之运化失司，亦可内生湿热痰浊，阻碍肝脾之气机，气血津液不能正常输布，湿阻水停，饮聚痰凝，终成膏脂，碍气阻络，气滞血瘀，痰瘀内结而成脂肪肝。如《素问·通评虚实论》所云“肥贵人”乃“膏粱之疾”。

（3）劳逸失度　适度运动或正常劳作，可增强体质；及时修养生息可恢复体力，消除疲劳。如《素问·上古天真论》所谓“……起居有常，不妄作劳，故能形与神俱”；但高强度、长时间的劳作或贪逸少劳均可成为致病因素，《素问·宣明五气论》

云“久卧伤气，久坐伤肉”，久卧则气虚，久坐则脾虚，劳逸失度，均可损伤人体，如王孟英曰“过逸则脾滞，脾气因滞而少健运，则饮停聚湿也”，即过度安逸则脾失健运，因津液须赖脾机以运，脾伤则津液不敷，日久聚湿生痰，阻于胁下，滞于肝脉则发病。

（4）情志失调　气机升降出入运动是人体生命活动的基本形式，气机不利，升降失调是疾病发生的原因之一。肝主疏泄，调畅情志，疏利气机，促进脾胃运化功能。肝主疏泄的功能正常，则情志调畅，脏腑、经络生理活动协调；若情志不畅，肝气郁结则失其疏泄之职，影响气血津液之运行及脾胃运化功能。如《金匮翼·胁痛统论》云：“肝郁胁痛者，悲哀恼怒，郁伤肝气。”《杂病源流犀烛·肝病源流》亦云：“气郁，由大怒气逆，或谋虑不决，皆令肝火动甚，以致肤胁肋痛。”因此情志失调，肝失疏泄，气机阻滞，血流不畅，瘀阻肝络可发为本病。

（5）先天不足或高龄肾虚　肾为先天之本，先天不足或中老年后，肾气渐虚，水不涵木，肝胆失其疏泄之职，则痰浊膏脂蕴于肝脉；或火不温土，脾土虚弱，失于运化，可水湿内生，日久化热，炼液成痰，熬痰浊成脂，液积脂凝血脉，聚于肝脏则成本病。

（6）邪气留滞　其他疾病迁延不愈，邪气留滞，影响脾胃功能或肾气渐亏，均可使水谷不能化生精微，水液停聚，酿生痰湿，日久化浊，痰浊阻络，血行不畅，痰瘀互结于肝，阻滞肝脉发为本病。

2. 病机

脂肪肝的病位在肝，以肝郁、脾虚为主，或及于肾，兼加气滞、湿热、痰凝、血瘀，肝、脾、肾功能失调为本，气滞痰凝、脂浊积聚、瘀阻肝络为标。

（1）肝失疏泄，气滞痰瘀　肝主疏泄，调畅全身气机，推动血和津液运行。肝疏泄功能正常则气血和调，津液敷布全身，脏腑功能正常；若疏泄异常，则气机不调，水道不通，气血津液输布障碍，水停饮聚，凝而成痰成脂，阻滞肝脉，壅于肝脏而成脂肪肝。

（2）脾失运化，痰湿蕴结　脾主运化，为气血津液生化之源。脾运化有权，则水谷化为精微，以溉脏腑，维持机体正常的生命活动；若脾失健运，则饮食水谷不归正化，水液停聚、痰湿内生、脂浊蕴结，影响肝之疏泄，遂成脂肪肝。

（3）肾气亏虚，清浊不分　肾主水液，通过温煦脾土主司津液的输布代谢。若先天禀赋不足，后天失养，久病耗损及年老体衰等因素均可导致肾气亏虚，气化不利，清阳不升，浊阴不降，津液内停而成痰浊，痹于肝脉而成脂肪肝。

（4）痰湿瘀血为标　脾失健运、肝失疏泄，或肾气亏虚，均可致水谷精微运化输布失常，转化为痰、湿、浊、脂堆积体内。另外，津血同源，故津液与血液中任何一方的运行失常都会影响到另一方，而痰湿、瘀血分别是津液和血液代谢障碍的病理产物，可相互转化，由痰致瘀或由瘀致痰，痰瘀互结，又成为新的病因，导致疾病的演绎和转变。

参考文献

裴强，王晓索，王宪波. 2008. 非酒精性脂肪性肝炎发病机制的研究进展[J]. 临床肝胆病杂志，24（4）：304-306.

Daugherity EK，Balmus G，Al Saei A，et al. 2012. The DNA damage checkpoint protein ATM promotes hepatocellular apoptosis and fibrosis in a mouse model of non-alcoholic fatty liver disease[J]. Cell Cycle，11：1918-1928.

Day CP，James O. 1998. Steatohepatitis：a tale of two "hits" [J]. Gastroentero，114（4）：842-845.

Jung TS，Kim SK，Shin HJ，et al. 2012. α-lipoic acid prevents non-alcoholic fatty liver disease in OLETF rats[J]. Liver Int，32：1565-1573.

Kamada N，Seo S，Chen GY，et al. 2013. Role of the gut microbiota in immunity and inflammatory disease[J]. Nat Rev Immunol，13（5）：321-335.

Maher JJ，Leon P，Ryan JC. 2008. Beyond insulin resistance：innate immunity in nonalcoholic steatohepatitis[J]. Hepatology，48：670-678.

Ratziu V，Charlotte F，Bernhardt C，et al. 2010. Long-term efficacy of rosiglitazone in nonalcoholic steatohepatitis：results of the fatty liver improvement by rosing litazone therapy（FLIRT2）extension trial[J]. Hepatol，51（2）：445-453.

Serviddio G，Sastre J，Bellanti F，et al. 2008. Mitochondrial involvement in non-alcoholic steatohepatitis[J]. Mol Aspects Med，29（1/2）：22-35.

Veena J，Muragundla A，Sidgiddi S，et al. 2014. Non-alcoholic fatty liver disease：need for a balanced nutritional source[J]. Br J Nutr，112（11）：1858-1872.

诊断篇

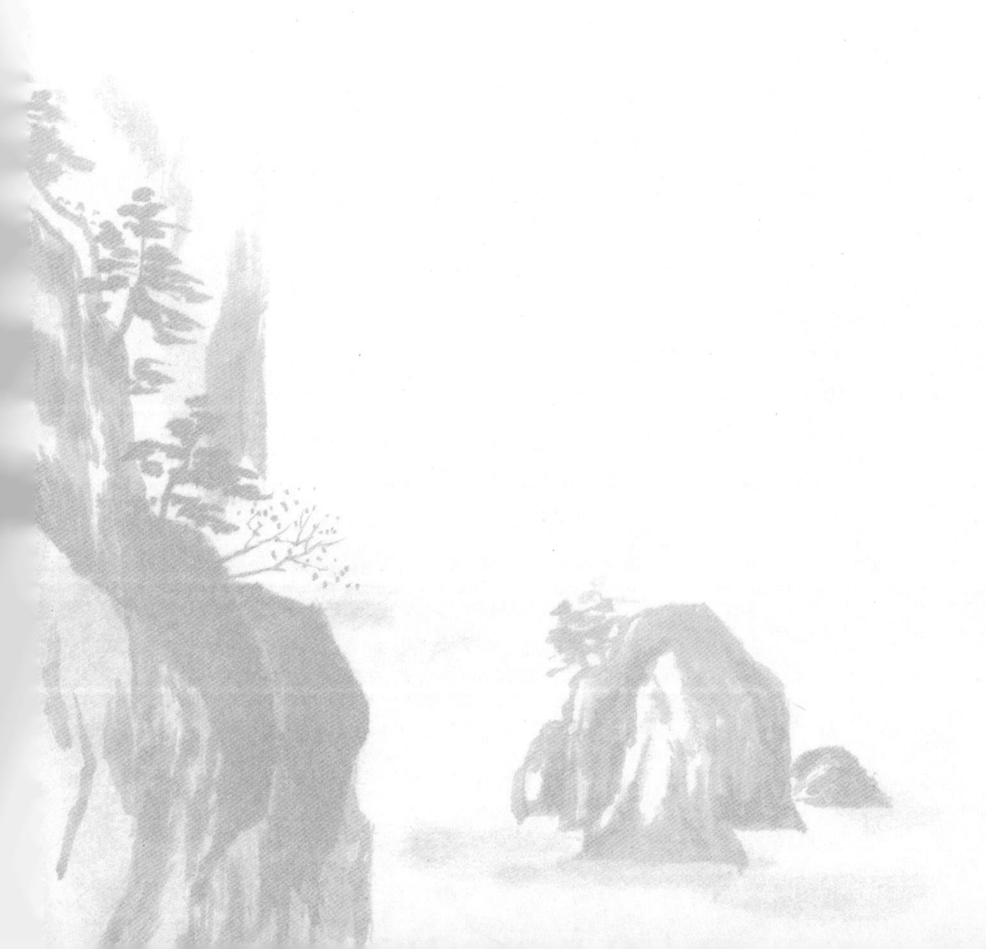

第四章　脂肪肝的临床表现

一、常见症状

多数脂肪肝患者临床上仅出现疲乏感，有的患者根本无症状，目前多数脂肪肝患者的诊断多于体检时偶然发现。而随着疾病的进展，患者将会逐渐由轻至重出现一些躯体不适的症状。

（1）乏力　　脂肪肝患者初起多感到有些精力不济，工作后易觉疲劳，进而出现长期的无力感及嗜睡。

（2）食欲缺乏　　脂肪肝患者常伴有食欲缺乏，少食厌油，少数患者可出现恶心、呕吐的症状。

（3）肝区及腹部不适　　由于肝内脂肪积蓄，肝较正常肿大，可使肝被膜膨胀、肝韧带牵拉，从而引起肝区、右上腹的胀满不适，甚至出现右上腹疼痛或压痛。此外，脂肪肝患者多存在维生素的缺乏而出现口角炎、舌炎、四肢麻木等末梢神经炎症状；许多患者也会出现便秘、失眠、气短、出汗等症状，甚至严重地影响生活及工作。

总之，脂肪肝的临床表现与肝脂肪变程度、脂肪肝病因密切相关。早期、轻度脂肪肝可因肝的代偿功能而不出现或仅出现轻度自觉临床症状。但随着病情加重及病程延长，一些典型症状将出现，包括疲乏、消化不良、厌食、肝区及腹部不适或胀痛。我国《酒精性肝病诊疗指南》《非酒精性脂肪性肝病诊疗指南》均将乏力、肝区隐痛、右上腹不适或胀满感、食欲减退等作为脂肪肝典型的临床症状。

二、常见体征

（1）肝大　　50%～75%脂肪肝患者有肝大体征，但由于患者多伴肥胖，触诊难以发现肝大体征，可借助B超检查明确诊断。

（2）黄疸　　少数脂肪肝患者存在轻度黄疸，可随肝脂肪含量减少而消退。少数脂肪肝患者出现脾大。当脂肪肝患者出现相关肝硬化而发生肝衰竭、食管胃底静脉曲张甚至肝癌时，将出现肝掌、蜘蛛痣、脾大、腹水、出血及下肢水肿等相应的症状。

ALD常见于摄入中等量酒精之后，即便是在很短的时间内摄入。酒精性肝炎患者的症状轻重不一，除了肝轻度肿大外，无任何明确症状；或可伴食欲缺乏、恶心、呕吐、全身倦乏等症状。一项针对55例慢性酒精中毒患者的调查显示，这些患者试图治疗酒精中毒，但是没有肝疾病的临床或实验室证据。肝组织学检查（简称肝活检）

显示 56%的患者有脂肪浸润。严重脂肪浸润伴有萎靡不振、虚弱、食欲缺乏、恶心、腹部不适及压痛性肝大。大约 15%的住院患者出现黄疸。最严重的病例也很少发生液体潴留、门静脉高压伴脾大及食管胃底静脉曲张出血。血清氨基转移酶和血清碱性磷酸酶（ALP）水平轻度升高是常见的。血清氨基转移酶升高的病例，明显的特征是血清谷草转氨酶（AST）水平高于血清谷丙转氨酶（ALT）水平，后者常在正常范围内。可以出现胆汁淤积伴有 ALP 水平明显升高，当伴有右上腹痛、发热、周围血细胞增多时，可能被误诊为肝外胆道梗阻。

血清谷氨酰转肽酶（GGT）水平也会升高，但在评估肝细胞损伤上是没有价值的，因为作为微粒体被酒精诱导的结果，在没有明显肝损伤的酗酒患者中 GGT 常升高。在大约 25%的患者中发现人血白蛋白降低和球蛋白升高。临床特征和实验室结果常不能鉴别脂肪肝、酒精性肝炎和肝硬化。然而，与其他疾病的患者相比，脂肪肝患者常没有症状，病情也不太严重，在禁酒和开始足量饮食 10 天内，随着血清氨基转移酶水平的下降，临床情况亦发生好转。相反，酒精性肝炎患者却有持续异常的血清氨基转移酶水平，非活动性肝硬化患者常有门静脉高压的特征，其氨基转移酶水平可能正常。慢性酒精中毒患者中丙型肝炎病毒感染血清学证据的出现率、违禁药物的使用率及获得性免疫缺陷综合征发病率增高。

伴有血清氨基转移酶水平升高的酗酒患者也可能合并有对乙酰氨基酚（醋氨酚）肝中毒，有对乙酰氨基酚摄入史和血清乙酰氨基酚水平升高可明确肝中毒的诊断。对乙酰氨基酚肝中毒患者常有凝血酶原时间延长，这在 NAFL 患者中并不发生，在酒精性肝炎患者中亦少见。慢性酒精摄入增加了对乙酰氨基酚肝中毒的风险，因为它增强了微粒体混合功能氧化酶，这可使对乙酰氨基酚转变为毒性代谢物，并降低了肝谷胱甘肽的水平，在正常情况下谷胱甘肽可结合这种毒性代谢产物。酗酒患者即使摄入 2.6g 对乙酰氨基酚，也可能会因相对过量而发生肝中毒。

第五章　脂肪肝疾病的诊断要点

一、酒精性肝病

明确的饮酒史是诊断酒精性肝病（ALD）的基础，任何饮酒量超过 80g/d 的患者对其肝病原因均要高度怀疑酒精中毒的可能。几年来，临床实验室指标中比较强调 AST/ALT 值的鉴别诊断作用，轻度 NASH 患者 ALT 一般超过 AST，当 NASH 发展至肝硬化时，AST 可明显高过 ALT。但即使晚期 NASH 伴肝硬化者，AST/ALT 值仍低于 2。该比值低于 1.3 时应多考虑非酒精性，大于 2 则考虑 ALD。可通过 AST/ALT 值、AST、平均红细胞体积（MCV）、GGT 评价一段时间内的饮酒过量情况，但单个指标缺乏敏感性与特异性，因此 AST/ALT 值＞1，结合 AST、ALT 轻度升高，以及 MCV 增高，有助于 ALD 与病毒性肝炎的鉴别。ALD 患者的肝脏超声检查无特异性改变，多数均有肝增大，尾状叶增大可能是 ALD 的特征性改变。ALD 在病理上没有特征性标记，但组织学上多见大泡性脂肪变性、气球样变、马洛里小体、小叶内混合性炎症等表现。因此诊断酒精性肝炎最首要的是有长期的饮酒史，并达到一定年限和饮酒量，临床表现和辅助检查有一定参考价值，但很难与其他肝病鉴别。

1）中华医学会肝病学分会脂肪肝和酒精性肝病学组制订的《酒精性肝病诊疗指南》（2010 年修订版）规定有长期饮酒史，一般超过 5 年，折合乙醇量男性≥40g/d，女性≥20g/d，或 2 周内有大量饮酒史，折合乙醇含量＞80g/d［乙醇量换算公式：乙醇量（g）= 饮酒量（mL）×乙醇含量（%）×0.8（酒精比重）］。

欧洲肝病协会指南（*EASL Clinical Practical Guidelines*）规定乙醇含量＞30g/d，没有规定饮酒时间，如果存在肝损伤的临床和（或）生物学异常者即为可疑 ALD。

美国肝病协会指南（*Practice Guideline Committee of the American Association for the Study of Liver Diseases*，*Practice Parameters Committee of the American College of Gastroenterology Alcoholic liver disease*）既没有规定每日饮酒量，也没有饮酒持续时间，但建议对家庭成员进行问卷调查（CAGE 和 AUDIT）、咨询或者用实验室检验来验证或确认临床的怀疑。

2）除外病毒性肝炎、代谢性/药物性和自身免疫性肝病等。

3）ALD 肝功能检查基本正常，氨基转移酶、GGT 和碱性磷酸酶（ALP）轻度升高，可伴有三酰甘油升高，高密度脂蛋白下降。

4）ALD 影像学表现符合脂肪肝。B 超表现为肝区近场弥漫性点状高回声，回声强度高于脾和肾；远场回声衰减，光点稀疏；内管道结构显示不清；肝轻度或中度肿大，肝前缘变钝。

2010 年中华医学会肝病学分会脂肪肝和酒精性肝病学组制订的《酒精性肝病诊疗指南》规定肝/脾 CT 值≤1 但＞0.7 者为轻度，肝/脾 CT 值≤0.7 但＞0.5 者为中度，肝/脾 CT 值≤0.5 者为重度。

5）2005 年中华医学会消化病学分会规定 ALD 肝组织学表现大多为巨泡性或巨泡性与微泡性的混合型，缺乏酒精透明小体和中性粒细胞浸润。

二、非酒精性脂肪性肝病

对于怀疑有非酒精性脂肪性肝病（NAFLD）的患者，首先，通过无创性的放射/影像学检查明确有无脂肪肝；其次，排除过量饮酒的可能；再次，排除可导致脂肪肝的特定肝病，排除特定病因所致继发性 NAFLD 可能；最后，考虑诊断为（原发性）NAFLD，任何一个步骤有困难者均可通过肝活检协助诊断。

（一）明确脂肪肝的诊断

B 超、受控衰减参数（controlled attenuation parameters，CAP）、CT 和 MRI 都是诊断脂肪肝的有效工具，其中敏感性高的是 B 超，CAP 是脂肪肝定量评估的替代工具，CT 和 MRI 还可半定量分析肝内脂肪含量。

B 超是临床应用范围广泛的影像学诊断工具，根据肝前场回声增强（“明亮肝”）、远场回声衰减，以及肝内管道结构显示不清楚等特征诊断脂肪肝。然而，B 超对轻度脂肪肝的诊断敏感性低，特异性亦有待提高，因为弥漫性肝纤维化和早期肝硬化时也可观察到脂肪肝的典型特征。

CAP 是一项基于超声的肝瞬时弹性成像平台定量诊断脂肪肝的新技术，CAP 能够检出 5%以上的脂肪肝，并且能够准确评价脂肪肝的程度。但是，当 BMI＞30kg/m^2、皮肤至肝包膜距离大于 25mm、CAP 的四分位间距（IQR）≥40dB/m 时，CAP 诊断脂肪肝的准确性下降。

CT 和 MRI 检查诊断脂肪肝的准确性不优于 B 超，主要用于弥漫性脂肪肝伴有正常肝岛及局灶性脂肪肝与肝占位性病变的鉴别诊断。磁共振波谱（MRS）分析能够检出 5%以上的脂肪肝，准确性很高，缺点是花费高和难以普及。

（二）排除 ALD

诊断 NAFLD 必须充分排除酗酒这一导致肝病的重要因素，饮酒折合乙醇量男性≥40g/d，女性≥20g/d，是诊断 ALD 的必要条件。然而，根据患者的回答来确定饮酒量极不准确，在某些情况下，询问家属患者的饮酒量可能有一定帮助。因此，仅仅根据临床表现或生化指标异常很难准确区分 ALD 和 NAFLD。对于那些中度饮酒者，即使是肝活检，准确区分 ALD 与 NAFLD 亦非易事。此时有必要戒酒一段时间后再重新评估肝病的病因。事实上，在一些人群中（如大量饮酒的肥胖个体）可以发现 ALD 和 NAFLD 并存的现象，并且对于 NAFLD 患者而言可能根本就没有安全的饮酒阈值，因为即使少量饮酒也可诱发和加剧 NASH。

（三）排除其他可致脂肪肝的特定肝病

临床疑诊 NAFLD 和 NASH 时，需要排除过量饮酒、基因 3 型丙型肝炎病毒感染、肝豆状核变性、自身免疫性肝炎及药物性肝损害等可以导致脂肪肝的其他病因，并判断是否并存慢性乙型肝炎等肝疾病。丙型肝炎病毒现症感染既往认为是诊断 NAFLD 的排除标准。但现有研究将组织学上有典型脂肪性肝炎表现，而不是丙型肝炎所表现的门管区淋巴细胞浸润和轻-中度的脂肪变性的慢性丙型肝炎病毒感染者称为 NASH。事实上，可以考虑这些病例为丙型肝炎与 NASH 并存。

（四）明确 NAFLD 的病因

对于符合 NAFLD 诊断标准者，通过病史询问，排除药物性脂肪肝、中毒性脂肪肝、营养不良性脂肪肝、全胃肠外营养并发脂肪肝及代谢性/遗传性疾病等疾病后，可考虑诊断为原发性 NAFLD，肥胖、糖尿病、高脂血症、高血压等代谢综合征相关指标的存在更加支持原发性 NAFLD 的诊断。

（五）判断 NAFLD 的类型

许多 NAFLD 患者在确诊时尚无肝疾病的任何症状和体征。轻-中度血清氨基转移酶升高是 NAFLD 病例最为多见，也常为唯一的实验室异常指标。即使是高度可疑的 NASH 病例，其血清氨基转移酶水平也不能准确区分是单纯性脂肪肝还是 NASH。因现有临床和实验室指标诊断 NASH 的阳性预测值较低（56%）。绝大多数 NAFLD 患者 AST/ALT 值小于 1，当疾病进展至肝硬化时该比值显著升高。此外，年龄超过 45 岁、中重度肥胖症、血糖控制不好的 2 型糖尿病、AST/ALT 值大于 1、血清 ALT 和三酰甘油浓度升高是并发脂肪性肝炎和进展性肝纤维化的重要信号。低白蛋白血症、血清胆红素水平升高和凝血酶原时间延长提示 NAFLD 病情恶化和进展。尽管如此，至今尚无取代肝活检以准确区分 NAFLD 临床病理类型的无创伤性诊断方法。

肝活检在 NAFLD 诊断中的作用，如当无创性检测方法不能判断脂肪性肝炎或肝酶异常的病因时，建议肝活检组织学检查协助诊断。纵然如此，肝活检仍然不仅是确诊本病的最佳手段，而且是提供预后信息最为敏感和特异的方法。对于一些特殊的临床问题（如肝病病因的鉴别诊断、明确纤维化的程度及了解远期预后），目前认为仍需要进行肝活检，并且临床试验中至少需要一次肝活检证实NASH的诊断。但是至今为止学者们尚未就NASH组织学诊断的最低标准达成共识。脂肪肝、小叶内混合性单核细胞和（或）多核细胞浸润、肝细胞气球样变，以及肝的点状坏死等情况合并出现是诊断NASH所必需的且最为常见的标准。已经发生肝硬化的病例如果不再呈现出脂肪变性和坏死性炎症细胞活动的特点，则只能被认为是隐源性肝硬化。临床上，漏诊的NAFLD病例很可能最终发展为肝硬化，这在隐源性肝硬化人群中占很大比例。

（六）NAFLD诊断标准

1. 饮酒量

2005年中华医学会消化病学分会规定无饮酒史或饮酒折合乙醇含量每周少于40g。2017年亚太工作组规定每周饮酒量，女性≤70g，男性≤140g。

2. 易患因素

2005年中华医学会消化病学分会提出有易患因素如肥胖、2型糖尿病、高脂血症等。

2013年外国肝病科相关专家小组提出当发现异常肝功能测试时，应该考虑NAFLD，尤其是在代谢综合征的特征出现时。

3. 致病原因

除病毒性肝炎、药物性肝病、肝豆状核变性（Wilson病）、全胃肠外营养、自身免疫性肝病等可导致脂肪肝的特定疾病。

4. 临床表现

除原发病临床表现外，可出现乏力、肝区隐痛和不适等症状，可伴有肝脾大。

5. 生化检测

血清ALT或GGT高于正常值上限1.5倍，AST/ALT值大于1；常出现铁蛋白和尿酸等增高。血脂如胆固醇、三酰甘油及脂肪酸可正常或增高。随病情进展可出现血清胰岛素升高和耐糖量减降等IR综合征。

6. 影像学检查

B超表现为肝区近场弥漫性点状高回声，回声强度高于脾和肾；远场回声衰减，光点稀疏；内管道结构显示不清；肝轻度或中度肿大，肝前缘变钝。CT平扫表现为肝密度普遍低于脾或肝/脾CT值≤1，可出现肝实质密度和信号改变，脾增厚或肿大，胆囊壁厚或胆囊形态改变等。

7. 组织学表现

肝组织学有典型表现。2005年中华医学会消化病学分会提出主要表现为肝细胞内有大泡性脂肪滴贮积伴肝细胞气球样变，甚至肝细胞不同程度坏死，以及小叶内和门管区混合性炎症细胞浸润。可伴有肝纤维化、糖原核、小叶内脂肪性肉芽肿、嗜酸小体、脂肪囊肿等表现，少数病例可见马洛里小体和干细胞巨大线粒体。2017年美国肝病学会提出肝组织学检查，脂肪变性累及5%以上的肝细胞并且无肝细胞气球样变性的证据。

2010 年中华医学会肝病学分会提出 NAFLD 病理特征为肝腺泡 3 区大泡性或以大泡为主的混合性肝细胞脂肪变，伴或不伴有肝细胞气球样变、小叶内混合性炎性细胞浸润及窦周纤维化。与成人不同，儿童 NASH 汇管区病变（炎症和纤维化）通常较小叶内严重。推荐 NAFLD 的病理学诊断和临床疗效评估参照美国国立卫生研究院 NASH 临床研究网病理工作组指南，常规进行 NAFLD 活动度积分（NAS）和肝纤维化分期。

（1）NAS　0～8 分。

1）肝细胞脂肪变性：0 分（＜5%）；1 分（5%～33%）；2 分（34%～66%）；3 分（＞66%）。

2）小叶内炎症（以 20 倍镜计数坏死灶）：0 分（无）；1 分（＜2 个）；2 分（2～4 个）；3 分（＞4 个）。

3）肝细胞气球样变：0 分，无；1 分，少见；2 分，多见。

NAS 为半定量评分系统而非诊断程序，NAS＜3 分可排除 NASH；NAS＞4 分则可诊断为 NASH；介于两者之间者为 NASH 可能。规定不伴有小叶内炎症、气球样变和纤维化但肝脂肪变性＞33%者为 NAFLD，脂肪达不到此程度者仅称为肝细胞脂肪变性。

（2）肝纤维化分期　0，无纤维化。1a，肝腺泡 3 区轻度窦周纤维化；1b，肝腺泡 3 区中度窦周纤维化；1c，仅有门静脉周围纤维化。2，腺泡 3 区窦周纤维化合并门静脉周围纤维化。3，桥接纤维化。4，高度可疑或诊断肝硬化，包括 NASH 合并肝硬化及隐源性肝硬化（因为脂肪变和炎症随着肝纤维化进展而减轻），不要轻易将没有脂肪性肝炎组织学特征的隐源性肝硬化归因于 NAFLD，必须寻找有无其他可能导致肝硬化的原因。

（3）NAFLD 的临床分型标准

1）脂肪肝：凡具备下列第①～②项和第③或第④项任一项者即可诊断：①具备诊断标准 1～4 项；②肝功能检查基本正常；③影像学表现符合轻、中度脂肪肝，肝细胞脂肪变性＞5%，无肝细胞气球样变或肝纤维化，进展为肝硬化和衰竭的风险极小；④肝组织学表现符合单纯性脂肪肝，无明显肝内炎症和纤维化。

2）NASH：凡具备下列第①～②项和第③或第④项任一项者即可诊断：①具备诊断标准 1～4 项；②血清 ALT 和（或）GGT 高于正常值上限的 1.5 倍，持续时间大于 4 周；③有影像学诊断依据；④肝组织学诊断证实。

三、脂肪性纤维化和（或）肝硬化

凡具备下列第①～②项和第③或第④项任一项者即可诊断：①具备诊断标准 1～

4 项；②肝功能和血清肝纤维化标志可正常或异常；③影像学提示脂肪肝伴肝纤维化或肝硬化；④肝组织学诊断证实。

药物源性脂肪肝在病理上可分为两种：微泡性脂肪肝和大泡性脂肪肝。但有时在同一患者中，这两种类型脂肪变性可同时存在，或者两者之间互相演变。

微泡性脂肪肝表现为肝细胞内充满微细的脂质空泡，胞核位于细胞中央，细胞呈现“泡沫样”外观。用红油-O-染色清晰的显示，小的红色脂滴充满于肝细胞质内，常伴轻度毛细胆管型胆汁淤积。这种微泡性脂肪肝的病理变化类似于 Reye 综合征、妊娠期急性脂肪肝及一些常见的由线粒体脂肪酸 β 氧化受损所致的疾病。病因不同可有全小叶、腺泡中央区、腺泡中部和门静脉旁肝细胞受累，也可存在其他类型的肝损害，如坏死、胆汁淤积、肝纤维化等。微泡性脂肪肝可伴或不伴有肝细胞坏死，即使不伴有肝细胞坏死，如果微泡性脂肪变性十分广泛，病变也可迅速进展，引起急性肝衰竭、肝性脑病及显著的低血糖。

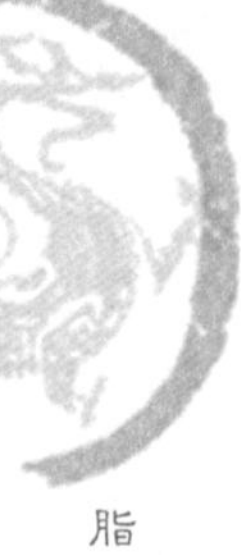

大泡性脂肪肝表现为肝细胞肿大，胞质内含有单个大的脂滴，大的脂滴常将肝细胞核挤至细胞周边。在不伴随坏死、炎症、纤维化或肝硬化时，单纯性大泡性脂肪肝是一种良性的病变。有些病例可表现为大泡性和微泡性混合型，肝细胞常肿大，可见马洛里小体，小叶炎细胞浸润，以及不同程度的中央静脉周围性和细胞周围性甚至汇管区纤维化或发展至肝硬化，组织学表现与酒精性肝炎极其相似。常见引起脂肪肝的药物如下所述。

1. 四环素

口服四环素能导致微泡型脂肪浸润，通常没有临床意义。脂肪浸润的表现和程度与剂量相关。当孕妇静脉注射四环素治疗尿道感染时，会发生重度脂肪浸润和肝衰竭，甚至出现死亡。四环素导致脂肪肝产生的主要机制是减少肝脏蛋白合成和抑制极低密度脂蛋白的分泌。

2. 丙戊酸

抗惊厥药丙戊酸是引起微泡型脂肪浸润的一种少见原因，常伴有肝坏死，尤其对儿童，能导致肝衰竭和死亡。肝异常通常出现在治疗开始后的 2～4 个月。丙戊酸的代谢副产物类似次甘氨酸 A，次甘氨酸 A 作为毒素已经被证实与牙买加呕吐病有关，并且丙戊酸已经被发现能减弱大鼠的脂肪酸氧化。

3. 胺碘酮

胺碘酮是一种含碘的苯并呋喃，对心律失常的治疗是非常有效的。这种药剂常会使血清氨基转移酶升高。长期治疗能导致肝微泡型脂肪浸润及类似于酒精性肝炎的病理改变。电子显微镜检查显示含有薄片状髓磷脂的溶酶体与磷脂的积聚相符。理想的情况是一旦有肝损害的证据，应该中断胺碘酮的使用。然而，如果胺碘酮是用来控制威胁生命的顽固性心律失常的唯一药物，停药是不可能的。

4. 糖皮质激素

大剂量的糖皮质激素能引起脂肪肝。在儿童身上这种作用更明显。脂肪肝的主要原因是脂肪组织中脂肪酸释放增加。在停止使用糖皮质激素后，脂肪肝可逆转。

5. 他莫昔芬

他莫昔芬是一种非甾体类抗雌激素化合物，主要用于乳腺癌的辅助治疗。在乳腺和其他组织，它与雌激素竞争结合位点。有时它能引起血清氨基转移酶水平升高，同时超声检查和肝活检证实肝有脂肪浸润。在他莫昔芬开始治疗后的7～12个月，肝活检已经显示出与NASH没有区别的特征，即大泡型脂肪变性、汇管区和小叶炎症、马洛里小体，以及纤维化。

四、毒性化合物引起的脂肪肝

1. 四氯化碳

食入或吸入四氯化碳会在摄入的2天内引起恶性、呕吐、腹痛、腹泻、血清氨基转移酶水平快速上升及出现黄疸。肝的病理变化是小叶中心坏死和弥漫性脂肪浸润。严重病例会发生肝衰竭和急性肾小管坏死。摄入酒精能增强四氯化碳的毒性作用。如果患者痊愈，没有证据表明还存在着持续性肝损害。肝细胞坏死的发病机制是四氯化碳活化成为一种自由基代谢产物，而致脂质过氧化。脂肪浸润的机制是蛋白质的合成减少和极低密度脂蛋白的合成减少。

2. 三氯乙烯

吸入三氯乙烯能导致肝细胞坏死和脂肪浸润。这些可能发生在吸入胶水或工业溶剂之后。大多数病例能痊愈。

3. 磷

摄入磷能引起恶心、呕吐，以及腹痛，4～5天后出现黄疸。在肝小叶门静脉周围区坏死和脂肪浸润最显著。发生暴发性肝衰竭而随后死亡是很常见的。

4. 非阿尿苷

非阿尿苷是治疗慢性乙型肝炎研究用药中的一种胸苷类似物。在一项研究中，15例患者中有7例经历了重度肝中毒，同时伴有黄疸和乳酸酸中毒，其余的3例患者有轻度肝毒性。一些患者伴有胰腺炎、神经病或肌病。肝的病理检查显示微泡型脂肪浸润和线粒体超微结构明显异常。进一步研究证实，非阿尿苷主要与线粒体DNA结合，导致线粒体DNA数量减少和线粒体基因编码的酶水平异常。

第六章　鉴 别 诊 断

一、脂肪肝与慢性病毒性肝炎

酒精的滥用和ALD的流行现状在俄罗斯、东欧和我国西部及北部地区十分严重。尽管高达80%的NAFLD的患者可能为单纯性脂肪肝，但影响预后的主要原因是糖尿病和动脉粥样硬化，以及代谢综合征相关恶性肿瘤而非肝硬化，但是如果单纯性脂肪肝已经发展到NASH阶段或脂肪变性发生在慢性丙型肝炎和慢性乙型肝炎等其他慢性肝病个体，那么肝硬化和肝细胞癌及其相关死亡率会大大增加。在我国，数量巨大的慢性病毒性肝炎和脂肪肝患者的存在及每年数以百计的新发病例，给国家带来沉重的负担。

慢性病毒性肝炎主要包括慢性乙型肝炎和丙型肝炎，根据NASH肝细胞损害、炎症和纤维化主要位于肝小叶内，且病变以肝腺泡3区为重，而其他疾病的肝组织学改变主要位于门静脉周围等病理特征，有助于鉴别诊断脂肪肝与慢性病毒性肝炎。同时，流行病学史、家族史和病原学检查等均有助于确诊。

慢性丙型肝炎患者肝或组织脂肪变性检出率高达50%以上，其中60%并存肥胖、糖尿病、高脂血症或酒精滥用等危险因素。肝组织学脂肪变性在慢性乙型肝炎患者的检出率介于5%～76%（平均28%），高检出率的研究往往未剔除过量饮酒的影响。剔除过量饮酒影响后的慢性丙型肝炎患者中，肝活组织检查脂肪肝的检出率为14%，且有逐年增长的趋势。有动物实验和体外细胞培养研究显示，慢性乙型肝炎感染本身可引起细胞脂肪变性。慢性病毒性肝炎患者脂肪变性主要与宿主的代谢紊乱和过量饮酒有关，病毒性肝炎合并脂肪肝更有可能是并存了ALD和NAFLD，真正的病毒性肝炎性脂肪肝可能仅见于不伴有IR和代谢紊乱的非嗜酒的慢性丙型肝炎基因3型感染患者。慢性丙型肝炎患者脂肪肝虽比慢性乙型肝炎常见，但在非活动性慢性乙型肝炎患者中脂肪肝可能更为严重。

二、脂肪肝与全胃肠外营养

全胃肠外营养始于20世纪60年代末，由美国外科医师Dudrick首先在动物实验中获得成功并应用于临床，此方法能维持机体基本生理功能并促进生长，现已成为处理危重患者的常规手段。然而，全胃肠外营养会导致很多并发症，其中NAFLD受到越来越多的关注。虽然随着全胃肠外营养配方的改进，如增加脂肪含量、降低葡萄糖含量、氨基酸制剂的改进、脂肪乳剂等，NAFLD 的发病率有所下降，但其仍是全胃肠外营养最突出的问题。全胃肠外营养临床特点：NAFLD 是最常见的成人全胃肠外营养相关肝疾病，以肝细胞内脂肪沉积为特点，伴或不伴炎症或纤维化。NAFLD 往往无特殊症状，在临床上仅表现为肝功能异常。一项对炎症性肠病患者的随机配对研究显示，全胃肠外营养治疗后 61.5%的患者出现肝功能异常，而口服饮食的患者中仅 6.2%有肝功能异常表现。

全胃肠外营养导致 NAFLD 的机制尚不清楚，可能与各种致病因素通过以下一个或多个环节导致肝脂质合成与排泄失衡，引起肝细胞三酰甘油堆积有关。

1. 糖类过量

全胃肠外营养热量来源与脂肪肝有关。在脂肪乳剂应用于临床前，葡萄糖曾经是胃肠外营养支持的唯一热量来源。但过分依赖葡萄糖作为热量来源可增强葡萄糖的非氧化代谢，导致过剩的糖类在肝转化为三酰甘油。有研究报道，静脉输入过多葡萄糖可导致肝的急性脂肪变性。不仅如此，高浓度的葡萄糖输入刺激胰岛素的释放，不但促进脂肪生成和葡萄糖合成酰基甘油，而且抑制脂肪酸氧化限速酶——线粒体肉毒碱转酰酶。另外，氨基酸补给不足或配伍不当，造成糖类-氮比例失衡，使脂蛋白合成下降，肝内三酰甘油输出减少而大量堆积。全胃肠外营养中加入脂肪乳剂，可使机体减少对葡萄糖的依赖，降低肝合成三酰甘油，促进脂肪酸氧化，增加周围组织三酰甘油分解。当然，过量的脂肪乳剂输入也可以直接引起肝内脂肪堆积。

2. 某些营养元素缺乏

全胃肠外营养中某些营养成分的缺乏也可导致脂肪肝。

（1）维生素 BT　与脂肪酸的运输和氧化密切相关，在脂肪代谢中起重要作用。维生素 BT 的缺乏会导致外周脂肪分解增加、脂蛋白脂肪酶过度活跃、多余脂肪在肝沉积。但临床研究表明，接受全胃肠外营养的患者加用维生素 BT 后脂肪肝并未缓解。

（2）胆碱　磷脂中的胆碱具亲脂性，参与卵磷脂和维生素 BT 的形成，在肝脂肪的代谢中起重要作用。胆碱的缺乏，一方面可引起体内卵磷脂（乳化剂，能防止脂肪肝的形成）不足、极低密度脂蛋白合成和分泌减少，从而使三酰甘油在肝沉积；另一方面，使维生素 BT 合成减少而导致肝脂肪酸氧化不足，增加脂肪的形成。有研究表明，肝脂肪密度与血清自由胆碱浓度呈负相关，而后者在全胃肠外营养治疗的患者中常低于正常水平。目前的脂肪乳剂中均含有一定量的胆碱，但主要以卵磷脂（结合胆碱）的形式存在，自由胆碱含量甚微。而人体内胆碱主要由蛋氨酸代谢而来，后者在全胃肠外营养溶液中并不缺乏，这可能与全胃肠外营养溶液绕过门静脉系统，从而使蛋氨酸失去了肝首过效应有关。动物实验及临床研究均表明口服卵磷脂或静脉补充胆碱可减少脂肪肝的发生。

（3）谷胺酰胺　由于谷胺酰胺不稳定，目前的氨基酸溶液中均不含谷胺酰胺。研究表明，谷胺酰胺不仅可以防止因口服摄入减少而导致的肠黏膜萎缩及肠道细菌易位，还可减轻肝门静脉周围的脂肪浸润，其机制可能与促进胰高血糖素分泌有关。

（4）必需脂肪酸　是脂肪酸合成的抑制剂。必需脂肪酸缺乏，必然引起脂肪酸在肝的合成增加、氧化减少，最终导致肝的脂肪变性。已有大量研究表明，机体多不饱和脂肪酸缺乏时，过多脂质沉积在肝，往往伴随血浆三酰甘油浓度降低。这可能与机体从外周血中摄取了过量脂质到肝进行循环再利用有关。

3. 肠道微生物

由于长期禁食，全胃肠外营养治疗的患者肠黏膜萎缩，肠道内革兰阴性杆菌过度生长并发生易位现象。细菌及其内毒素对肝的毒性作用也是脂肪肝的形成机制之一。

（1）产生内源性乙醇、乙醛　结肠细菌和酵母菌代谢产生乙醇和乙醛，并能在低浓度乙醇的环境下氧化乙醇生成大量乙醛。乙醛易在肝门吸收入血，随后启动 NAFLD 的一系列组织学改变。有证据表明，全胃肠外营养治疗过程中，糖类补充过量，肠道细菌过生长，呼气中乙醇水平明显增加。

（2）产生内毒素　肠道细菌也可以通过产生内毒素引起肝的脂肪变性。

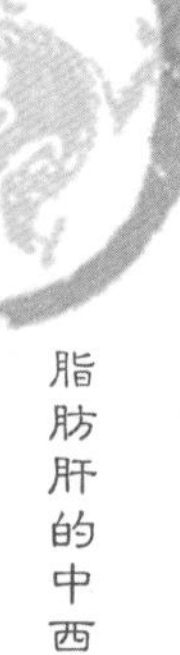

三、脂肪肝与肥胖症

脂肪肝常见于肥胖者，并且与肥胖的程度相关。腹部脂肪的分布（内脏型肥胖）、腰与臀围的比值增大，与肝脂肪变性的程度最相关。80%～90% 病态肥胖的患者患有脂肪肝。意大利的一项研究显示，与酒精摄入相比，肥胖是脂肪变性更为重要的一种危险因素，因为肥胖而不饮酒的患者，脂肪变性的发病率是无肥胖而酗酒者的 16 倍。脂肪变性的发病率在肥胖的酗酒者中明显升高。NASH 也常与肥胖症有关，无明显的饮酒或酒精中毒史，对这些情况的诊断是必要的。糖尿病和高三酰甘油血症患者常见。大多数患者无症状，常由于血清氨基转移酶水平的升高而发现有肝疾病。主要症状是疲倦和右上腹不适。90% 的病例发现肝大，但是脾大少见。与 ALT 水平相比，血清 AST 水平倾向更高，但利用这个比值并不能与 ALD 或酒精性肝炎相鉴别。相反，在 NASH 中，血清 ALT 水平通常高于 AST 水平。通过限制热量和低脂饮食使体重减少，常导致 NASH 患者肝脂肪浸润下降，症状改善和血清三酰甘油水平下降，有时血清氨基转移酶水平下降。一项研究显示，在血清氨基转移酶升高的非饮酒的脂肪肝患者中，肥胖症与 30% 患者的间隔纤维化和 11% 患者的肝硬化有关。在最初的肝活检之后，一项平均 9.8 年的随访研究显示，没有发现无炎症或纤维化的脂肪肝患者进一步发展到肝硬化。相反，NASH 通常呈缓慢进展，最终形成肝硬化。

肥胖者脂肪肝发病的确切机制尚不清楚。在遗传性肥胖大鼠中，脂肪酸合成增加及脂肪酸在氧化和酯化之间分配的改变是富含三酰甘油的脂蛋白分泌过多的主要原因。脂肪组织团增大伴有脂肪酸释放增加和 IR 是另一机制。具有肥胖、糖尿病、高脂血症特征的 Zucker 大鼠发现库普弗细胞功能障碍，但正常的 Zucker 大鼠则没有此发现，故库普弗细胞功能障碍可能是通过针对内毒素所产生的细胞因子（如 TNF-α）的持续表达，在脂肪变性中发挥作用。

四、脂肪肝与自身免疫性肝病、早期 Wilson 病

自身免疫性肝病主要依靠自身抗体的检测和病理组织检查确诊，详细的病史资料、特异性抗体阳性、铜蓝蛋白检测阳性等，有助于相关疾病的诊断和鉴别诊断。

五、脂肪肝与高脂血症

某家脂肪代谢病门诊提供的资料显示，大约 50% 高脂血症患者超声检查发现有脂肪肝。高三酰甘油血症是与脂肪肝存在和严重性相关的主要脂质异常。据文献报道，高脂血症（高三酰甘油血症、高胆固醇血症或两者同时存在）在 NASH 患者的发病率为 20%～80%。

六、脂肪肝与空回肠旁路术

空回肠旁路术对病态肥胖症来说是一种有效减轻体重的治疗方法。因为这种手术有很多术后并发症，包括出现进行性肝疾病，所以现在临床已不再开展。由于三酰甘油的蓄积，所以患者的肝出现脂肪浸润。这种手术与脂肪变性肝炎、纤维化及肝硬化的发生有关，并导致其中一些病例出现肝衰竭和死亡。最大幅度的脂肪浸润增加发生在旁路术后最初 6 个月内，这也是体重快速下降的阶段，2 年之内会逐渐返回到术前的脂肪水平。拆除空回肠吻合会使症状消失、化验值恢复正常、脂肪浸润下降、坏死和炎症消失，但肝纤维化会改变。

空回肠旁路术后导致肝病变的原因尚不清楚。空回肠旁路术后蛋白-热量营养不良和必需氨基酸减少的体重快速下降可能是肝脂肪变性发病机制中的一个因素。在旁路段内细菌过度生长，并伴随内毒素或毒性物质的产生，可能是另一个更重要的因素。对犬行小肠旁路术后，用抗生素治疗能够预防肝脂肪浸润和死亡。甲硝唑可以改善患者的临床状况和肝组织学改变，而与蛋白-热量营养不良是否存在无关。在可能的肝毒性物质中，石胆酸和乙醇分别是由细菌从鹅脱氧胆酸和碳水化合物分解产生的，在空回肠旁路术后，患者血清中均未发现两者水平明显升高。

七、脂肪肝与营养不良

脂肪肝和门周区轻度纤维化可见于重症蛋白质营养不良（红体病）的儿童。给予高蛋白饮食后，脂肪肝可能逆转。红体病或恒河猴实验性缺乏蛋白饮食所导致的脂肪肝均不会发展为肝硬化。在一些营养不良的成年人群中，肝硬化是常见的。但此种肝

硬化的原因最可能是病毒或毒素。红体病和用蛋白质缺乏的饲料喂养的动物，其脂肪浸润主要局限于门周区。这个特征能将红体病所导致的脂肪肝与主要以小叶中央部位脂肪浸润的 ALD 相鉴别。蛋白-热量营养不良动物的肝蛋白合成普遍下降。恒河猴实验结果显示，肝三酰甘油的分泌下降。脂肪浸润最可能的机制是脂蛋白合成下降，导致肝脂质的输出减少。细菌过度生长和内毒素生成，以及由此而产生的脂质过氧化反应可导致线粒体损害，亦被认为是蛋白-热量营养不良形成脂肪肝的一种机制。

八、孕期急性脂肪肝

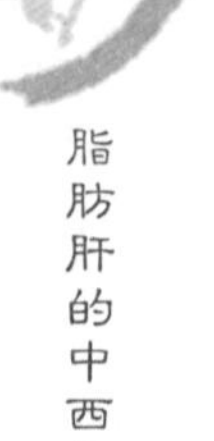

孕期急性脂肪肝是一种少见的、严重的、有潜在致命性的疾病，典型的表现发生在怀孕的第 3 个阶段，通常在妊娠的 32 周和 38 周之间。其发生率大约是 1/10 000。这种情况在头胎、双胞胎及男胎中更为常见。常见的症状是疲倦、恶心、呕吐、头痛、上腹部疼痛，并可能发展为黄疸和肝衰竭，伴随有脑病、肾功能障碍及凝血病。有一些病例可出现高血压、周围性水肿及蛋白尿（典型的先兆子痫症状）。由于怀孕，体格检查时肝触诊比较困难。实验室检查显示，血清氨基转移酶和碱性磷酸酶中度升高（在怀孕期间，一般超出正常值范围）。胆红素水平最初是正常的，但可明显升高。白细胞增多、低血糖、高尿酸血症、低纤维蛋白原血症及凝血酶原时间延长均是常见表现。B 超和 CT 可能对诊断有帮助，但有必要进行肝活检。肝活检呈微泡型脂肪浸润改变，以小叶中央区更显著。斑点状肝细胞坏死和炎症及胆汁淤积也常见。与经过支持治疗的足月分娩相比，立即终止妊娠可明显提高母亲和婴儿存活率。

孕期急性脂肪肝的病因尚不清楚。最可能的原因是线粒体脂肪酸氧化下降。在这些患者的肝中，已经发现线粒体的超微结构和线粒体尿素循环酶活性的异常。曾在一次或多次患急性孕期脂肪肝母亲所生产的婴儿中发现有长链 3-羟酰基辅酶 A 脱氧酶缺乏，这种酶参与催化线粒体里脂肪酸的 β 氧化全过程中第三步骤。这种缺陷是常染色体隐性遗传，其分子基础是该蛋白 α 亚单位的两个等位基因上发生了鸟嘌呤变为胞嘧啶的单碱基突变。有这种酶活性缺失的儿童会出现低血糖、昏迷、肝酶水平的异常或不明原因的突发死亡。目前推测酶缺失胎儿脂肪酸代谢所产生的毒性代谢物可能反作用于呈杂合性酶缺失孕妇的肝中。

九、脂肪肝与遗传性线粒体脂肪酸氧化障碍

在脂肪酸的线粒体 β 氧化通路中已经发现了几种罕见的酶缺失。这些酶的缺失以常染色体隐性遗传方式遗传，并可引起脂肪酸氧化减少，随之发生肝的脂肪浸润和其他严重代谢紊乱，如低血糖。严重的临床症状表现于婴儿和儿童中，常见的表现是低酮体性低血糖、嗜睡、昏迷、张力减退或肌无力、乳酸酸中毒、肌红蛋白尿、肝大和

高氨血症。在禁食期间发生的低血糖主要是由于线粒体乙酰辅酶A不足引发糖原生成减少而导致的，特异性酶缺失可通过检测由于酶缺失而积聚的血浆或尿中脂肪酸代谢中间产物来诊断，或者通过直接检测成纤维细胞中酶的活性来诊断。Roe和Coates提供的有关这些缺失的酶和其他酶缺陷的补充资料可供参考。

1）中链酰基辅酶A脱氢酶缺失（medium-chain acyl-CoA dehydrogenase deficiency，MCAD）是最常见的缺陷，预测其频率1/15 000。MCAD的患者可能出现类似Reye综合征的症状，但是MCAD可通过削弱的脂肪代谢所产生的血浆或尿中代谢产物、线粒体超微结构改变及酶化验结果，与Reye综合征相鉴别。脂肪浸润是以微泡型和大泡型混合形式存在。这种缺失的分子基础是单个赖氨酸置换谷氨酸，或赖氨酸置换天冬氨酸后产生的一种不稳定的蛋白。

2）与MCAD相比，长链酰基辅酶A缺乏（long-chain acyl-CoA deficiency，LCAD）是少见的，LCAD的患者与MCAD的患者有相似的症状。LCAD患者心肌病和复发性肌红蛋白尿表现更常见。

3）长链羟酰基辅酶A脱氢酶（long chain 3 hydroxyacyl-CoA dehydrogenase，LCHAD）缺失常与重度脂肪浸润相关，并伴随坏死和纤维化。少数病例已经发现患有外周神经病和着色性视网膜病。在孕期，患急性脂肪肝孕妇所生出的孩子发现有LCHAD缺失，这表明了这些孕妇有杂合型酶缺陷。

对有症状的酶缺失患者短期治疗包括输入碳水化合物控制低血糖。长期治疗包括多餐以避免禁食时间延长，限制饮食中的脂肪。对于MCAD患者，可用中链三酰甘油替换全部的食用脂肪。

十、脂肪肝与肝癌、肝血管瘤、肝脓肿、肝囊肿

局限性脂肪肝改变需与肝癌、肝血管瘤、肝脓肿、肝囊肿相鉴别。肝癌，尤其是小细胞肝癌和甲胎蛋白阴性的肝癌，很难与局限性脂肪肝鉴别，通常情况下小细胞肝癌多呈衰减，常有包膜影和门静脉侵犯；转移性肝癌多为超声增强，常见多结节，无门静脉系统侵犯。CT显示肝癌多呈边界较清楚的密度减低区，加注造影剂后扫描组织对比增强，选择性肝动脉造影能较好地显示肿瘤血管或血管瘤，肝动脉造影虽然在鉴别肝血管瘤和肝癌时存在困难，但对于排除肝脓肿、肝囊肿等仍有一定价值。B超引导下肝穿刺活检是确诊各种肝内占位性病变的有效方法。

第七章　脂肪肝疾病的相关检查

一、生化检查

（一）氨基转移酶

氨基转移酶（transaminase）有数十种，其中以丙氨酸转氨酶（alanine aminotransferase，ALT，即谷丙转氨酶）和天冬氨酸转氨酶（aspartate aminotransferase，AST，即谷草转氨酶）最为主要。许多脏器和组织均含有这两种氨基转移酶，两者分布的次序大致为ALT：肝＞肾＞心＞肌肉；AST：心＞肝＞肌肉＞肾，肝内 AST 绝对值超过 ALT。

由于整个肝内氨基转移酶含量约为血中含量的 100 倍，如果释放的酶全部保持活性，只要 1%的肝细胞坏死，便足以使血清中酶活性增加 1 倍。又由于肝细胞内氨基转移酶浓度比血清高 100～5000 倍，在肝细胞膜损伤通透性增加时，即使无坏死，细胞内氨基转移酶也可由此种浓度差而泄漏于血中。因此，血清氨基转移酶活性是肝细胞损坏的敏感指标，在除外肝外脏器病变的情况下（如急性心肌梗死、心肌炎和心肌病），血清氨基转移酶升高在一定程度上反映了肝细胞损伤和坏死的程度，又由于肝内 ALT 活性超过体内其他任何脏器内该酶的活性，故测定 ALT 比 AST 对反映肝损害更具有特异性。

正常参考值（赖氏法）：ALT 为 0～40U/L，AST 为 0～40U/L。脂肪肝患者常因合并脂肪中毒导致肝炎，肝细胞胀破后而致血清 AST、ALT 升高，并且持续时间较长，常为半年以上，而无慢性肝炎所呈现的短期内明显变动现象。AST/ALT 值变化对于判断脂肪肝类型及预后有一定意义。65%～90%的 NAFLD 患者的 AST/ALT 值小于 1，两者比值大于 1 常表明 NAFLD 程度严重或已并发肝硬化；而 ALD 患者的 AST/ALT 值多大于 2。

（二）γ-谷氨酰转移酶

γ-谷氨酰转移酶（γ-glutamyltransferase，γ-GT 或 GGT）是细胞膜结合酶，存在于体内除肌肉细胞外的各种组织细胞中，肾内最多，其次为胰和肝，主要位于细胞膜和微粒体中，细胞质含量较低。γ-GT 的作用主要是催化谷胱甘肽（GSH）的分解，天然受体是 L-氨基酸。肝内 γ-GT 主要分布于肝细胞质和肝内胆管上皮中，正常血清中的 γ-GT 含量较少，主要来自肝胆系统，其正常值小于 40 IU/L（γ-谷氨酰对硝基苯胺法），经胆道排出，少量被肾分解。

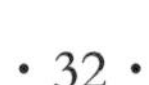

肝内 γ-GT 合成增多或胆管系统病变胆汁排泄受阻时，均可引起血清 γ-GT 增高，

故测定血清 γ-GT 活性对肝细胞损害疾病及胆管梗阻疾病有较高的诊断价值，其升高可见于原发性肝癌胆道阻塞性疾病、急性肝炎、胰腺癌、胰腺炎等。脂肪肝时 γ-GT 亦可轻度升高，其中 ALD 患者的 γ-GT 升高更明显，可能是由于酒精诱导微粒体酶所致肝合成 γ-GT 增多。

（三）碱性磷酸酶

碱性磷酸酶（alkaline phosphatase，ALP）亦是细胞膜结合酶，为催化有机单磷酸酯水解的非特异性酶类，广泛分布于人体骨、肝、肠和胎盘等组织内。血清中 ALP 主要以肝 ALP 及骨 ALP 两种类型存在，小儿主要来自骨，成人主要来自肝，再经胆管排入小肠。血清 ALP 正常值＜13 King Armistrong 单位（磷酸苯二钠法）。

以往认为肝病时血清 ALP 增高是由于酶从胆道排泄受阻所致，现在认为是肝合成 ALP 增加的结果。在胆道梗阻时，肝合成 ALP 的作用被诱导，合成 ALP 增加，合成部位为靠近胆小管区的肝细胞。ALD 患者的 ALP 升高者不到 25%，多为正常值上限的 1.5 倍，γ-GT/ALP 值常大于 1.5。NAFLD 患者不到 50%病例 ALP 和 γ-GT 升高 2～3 倍。在骨组织中 ALP 由造骨细胞产生，骨疾患（尤其新骨生成）时血 ALP 亦见增高，但不伴有 γ-GT 增高，以区别于肝胆疾患。

（四）胆碱酯酶

人体内胆碱酯酶（choline esterase，ChE）主要有两类：一类是乙酰胆碱酯酶，又称真性胆碱酯酶，主要分布于红细胞膜和神经末梢等；另一类是酰基胆碱酰基水解酶，又称拟胆碱酯酶，分布于肝、胰、脑及血清中。正常人血清 ChE 是由肝细胞合成后进入血中的，因而血清 ChE 活性是反映肝细胞合成功能的主要指标。

正常人血清 ChE 值为 1.89±0.4U/mL。研究发现，肥胖症、2 型糖尿病等营养过多所致的脂肪肝，由于肝细胞合成三酰甘油增加，脂蛋白合成代偿性增加，因而 ChE 的合成也增加。

（五）卵磷脂-胆固醇酰基转移酶

卵磷脂-胆固醇酰基转移酶（lecithin-cholesterol acyltransferase，LCAT）是参与脂质代谢的主要功能酶之一，主要由肝实质细胞合成并分泌入血浆，催化新生高密度脂蛋白（HDL）中卵磷脂的 C_2 位不饱和脂肪酸转移至游离胆固醇生成胆固醇酯及溶血卵磷脂。血浆 90% 以上的胆固醇酯由此酶催化而成。肥胖、糖尿病、高脂血症所致脂肪肝，LCAT 活性常增高。且有学者发现，LCAT 活性与肝内脂肪沉积程度呈正相关。但是由于影响 LCAT 活性的因素极多，故其对脂肪肝的诊断价值可能还不及 ChE。

（六）脱氢酶类

（1）乙醇脱氢酶（alcohol dehydrogenase，ADH）　95%ADH 位于肝小叶中心区，

肝细胞中占89%～90%，小部分分布于微粒体中，因而测定血清ADII有助于诊断肝细胞的损伤。脂肪性肝炎致肝细胞损伤时可见此酶上升。

（2）谷氨酸脱氢酶（glutamate dehydrogenase，GLDH或GDH） 由肝细胞线粒体合成，肝中此酶含量最高，尤以中央静脉周围的肝细胞中最为丰富，故血清GLDH增高可作为肝小叶中央区坏死的指标，其正常参考值为5U/L。ALD的病变以肝小叶中央区为主，且主要为线粒体损伤，故血清GLDH活性测定可作为ALD的标志。如血清GLDH低于正常1/2.5时，可排除酒精引起的肝病变，包括ALD。

（七）血清总蛋白

血清总蛋白（total protein，TP）为血清所含各种蛋白质的总称，包括白蛋白（albumin，A）和球蛋白（globulin，G）。肝在蛋白质代谢中起重要作用，血浆内主要的蛋白质几乎全部由肝制造，并且血浆蛋白与肝本身的蛋白质处在动态平衡中，经常进行着补充，两者的生成速度相同，半衰期均为7天，所以血浆蛋白的动态变化反映了肝内蛋白质的状态。血清内蛋白有100余种，每一种均有特殊功能或功能定位。

血清总蛋白正常值为68～80g/L（双缩脲法）。肝病时血清总蛋白量一般无明显变化，因为肝受损时，虽然白蛋白等合成减少，但由于免疫刺激作用，丙种球蛋白产生增加，所以从总体来看，不会出现明显变化。脂肪肝患者其血清总蛋白一般无变化。

（八）白蛋白和球蛋白

人体血清的白蛋白均由肝细胞合成，其正常值为40～50g/L。据研究，只要1/3的肝细胞得以维持正常功能，且合成蛋白质的原料不缺乏，则人血清白蛋白水平就可维持正常水平，因此一般轻、中度脂肪肝患者其人血清白蛋白水平多无变化，否则需警惕并发重症脂肪性肝炎。如同时出现球蛋白水平增高，白蛋白/球蛋白（A/G）值倒置，则提示肝功能损害产生，或已发展为脂肪性肝硬化。但糖尿病性脂肪肝有时可因糖尿病肾病出现低白蛋白血症。

（九）血清纤维化标志物

脂肪肝可通过脂肪性肝炎进一步发展为肝纤维化和肝硬化。判断脂肪肝患者是否并发肝纤维化的“黄金标准”是肝穿刺，但难以广泛开展。目前研究发现肝内细胞外基质（extracel lular matrix，ECM）异常代谢可反映于血清中，即某些血清ECM成分残基及相关代谢物质可作为血清标志物，以反映肝纤维化的程度。目前应用较多的有ECM及其代谢产物、ECM代谢相关酶类、细胞因子三大类，即Ⅲ型前胶原氨基端肽（PⅢP）、Ⅲ型前胶原（PCⅢ）、Ⅳ型胶原的7S成分、层粘连蛋白（LN）、透明质酸（HA）、组织金属蛋白酶抑制物（TIMP）等。

1. Ⅲ型前胶原氨基端肽（procollagen typeⅢ peptide，PⅢP）和Ⅲ型前胶原（type Ⅲ procollagen，PCⅢ）

PⅢP来自Ⅲ型胶原合成过程中前胶原转变为原胶原时被端肽酶切下的氨基端前

肽。血清 PⅢP 被认为是肝纤维合成、纤维降解和纤维化的生化指标。由于血清 PⅢP 的增高可能来源于先前存在的纤维，此时其水平反映纤维溶解而不是纤维形成。已证实血清 PⅢP 水平与肝细胞损伤及肝内炎症活动程度呈正相关，因此 PⅢP 可作为活动性肝纤维化的标志。肝窦内皮细胞摄取障碍，肾脏清除功能降低，幼儿、高龄及结缔组织更新增加有关的非肝纤维化相关疾病等均可出现血清 PⅢP 浓度升高，须慎重评估。PCⅢ是检测血中完整的Ⅲ型前胶原分子，与肝组织纤维化程度及血清 PⅢP 水平密切相关，但与胆红素、白蛋白、丙氨酸氨基转移酶及 HBV-DNA 等肝损伤指标均不相关，故 PCⅢ 较 PⅢP 能更好地反映Ⅲ型胶原代谢及肝纤维化，有更好的诊断价值。

2. Ⅳ型胶原（Ⅳ-C）和Ⅳ型 7S 胶原片断（7s-Ⅳ）

1）Ⅳ-C 是基膜主要的胶原成分，由主三螺旋区（TH）、氨基端四聚体（7s-Ⅳ）和羧基端二聚体（PIVCP）组成。慢性肝病时，肝组织中Ⅳ-C 的改变能较好地反映肝组织损伤及纤维化程度，对肝病及早期肝纤维化诊断均优于血清 PⅢP 的检测。Ⅳ-C 被认为可能是最早增生的纤维，在窦间隙形成毛细血管化。

2）血清 7s-Ⅳ水平反映基膜胶原更新率，作为细胞膜重新构形的结果，肝病时常见 7s-Ⅳ升高，可用于肝纤维化的早期诊断，并预测肝纤维化的活动性。通过平行检测 7s-Ⅳ片段，发现其与肝纤维化的相关系数为 0.519 和 0.628，可见后者与肝纤维化更为密切。7s-Ⅳ有相对的器官特异性，并可用于儿童肝纤维化的诊断。但糖尿病和其他结缔组织疾病也可影响其血清水平。

3. 层粘连蛋白及层粘连蛋白片段 1

层粘连蛋白（laminin，LN）是由 3 条不同肽链经二硫键构成的不对称十字形分子，是基膜的主要结构糖蛋白。正常肝组织中，LN 存在于胆管、血管及淋巴管的基膜中，肝窦内缺乏。肝纤维化时，LN 合成增加，并和Ⅳ型胶原相结合沉积于窦间隙形成基膜，使肝窦毛细血管化。这样既妨碍肝细胞与肝窦之间各种营养物质的交换，又能使肝内血流阻力增加，产生门静脉高压。因此，其血清水平被认为可反映肝窦毛细血管化、汇管区 ECM 增生、门静脉高压及肝功能受损的改变。LN 经蛋白酶消化产生 7 个肽链片段，目前研究和检测的主要为片段 1（LN-P1）。LN 或 LN-P1 随肝组织内炎症活动及纤维化的加重而增高。评估 LN 水平时须注意其存在的非特异性问题，除门静脉高压和肝功能不全可影响外，恶性肿瘤、结缔组织疾病、胰腺疾病等均可导致其水平升高。

4. 透明质酸

透明质酸（hyaluronic acid，HA）是由肝星状细胞及其他间质细胞合成的一种糖胺多糖，通过肝窦内皮细胞摄取并加以降解。肝病理损伤时，肝内间质细胞合成透明质酸增加；肝窦内皮细胞受损，数量减少，使透明质酸分解减少，从而血清透明质酸含量升高。透明质酸是目前所有肝纤维化血清标志物中临床最实用的一个指标，血中透明质酸在肝纤维化早期即见显著增加，可反映肝纤维化的程度、活动性，对判断预

后也有重要临床意义，但在其他各种肝病间有较大重叠，且在某些非肝疾病如恶性肿瘤、类风湿关节炎的血清中亦可升高。

5. 组织金属蛋白酶抑制物

组织金属蛋白酶抑制物（tissue inhibitor of metalloproteinase，TIMP）是一种涎酸糖蛋白，能特异性抑制基质金属蛋白酶活性，引起肝细胞外基质沉积，促使肝纤维化，其水平随肝病进展逐渐升高。血清 TIMP 与肝纤维化分级呈显著正相关，且在各组慢性肝病之间重叠较少，是一种反映肝细胞外基质降解活性低下的指标。

6. 转化生长因子-β1

转化生长因子-β1（transforming growth factor-β1，TGF-β1）是作用最强的致肝纤维化细胞因子，近来作为纤维化血清标志物加以观察。慢性肝病时其水平随肝病进展而升高，与肝组织纤维增生及其他肝纤维化标志物水平的增高相一致。但是，包括 TGF-β1、PIIIP、Ⅳ-C、LN、HA 等前面论述的肝纤维化指标的测定并无特异性，所有引起肝组织纤维增生，以及慢性肝组织炎症坏死的疾病均可引起上述指标的变化。因此，还须结合其他检查，如病理学、影像学、肝酶谱等综合判断，才能做出肝纤维化或肝硬化较为准确的诊断，其中通过肝穿刺病理学检查进行网织纤维染色等纤维化染色，才是评价脂肪性肝纤维化范围及其程度的最可靠方法。

（十）血清胆汁酸测定

胆汁酸（bile acid，BA）是胆汁的主要成分，也是胆固醇在体内代谢的最终产物，占胆汁总固体量的 50%～70%。胆汁酸仅在肝合成，在人体中主要由胆酸（cholic acid，CA）、鹅去氧胆酸（chenodeoxycholic acid，CDCA）、脱氧胆酸（deoxycholic acid，DCA）及少量石胆酸（lithocholic acid，LCA）组成。大部分胆汁酸通过肽键与甘氨酸或牛磺酸结合成甘氨胆汁酸（G）或牛磺胆汁酸（T），即为结合胆汁酸，在胆汁中形成钠盐、钾盐。结合胆汁酸为胆汁酸的主要形式。胆汁酸由肝细胞通过主动转运分泌入胆汁，进入小肠后 95%～98%的胆汁酸在回肠末端吸收，经门静脉返回肝，形成胆汁酸的肠-肝循环。经门静脉回流的胆汁酸 80%以上被肝细胞窦膜有效摄取，仅少量未被摄取的胆汁酸直接经中央静脉进入肝静脉入外周血循环。

胆汁酸是由肝排泄的主要有机阴离子，因此测定胆汁酸代谢可作为判断肝功能损害的有用指标。脂肪肝尤其是重度脂肪肝可导致肝功能受损，一方面，肝合成胆汁酸能力下降，胆汁酸池体积缩小，为了维持其正常的胆汁酸而增加肠-肝循环的次数；另一方面，肝细胞受损，以致肝摄取胆汁酸减少，促使胆汁酸经肝血窦进入血液，因此，以上均可引起血中胆汁酸水平增高。

（十一）FBG、HbA1c、IR

NAFLD 与代谢综合征互为因果，代谢紊乱不但与 2 型糖尿病和心血管疾病高发密切关系，而且参与 NAFLD 的发生和发展。疑似 NAFLD 患者需要全面评估人体学指标和血液糖脂代谢指标及其变化。鉴于心血管事件是影响 NAFLD 患者预后的主要因素，所有 NAFLD 患者都应进行心血管事件风险评估。建议采用改良的国际糖尿病联盟的标准诊断代谢综合征。对于 NAFLD 患者需要常规检测空腹血糖（FBG）和糖化血红蛋白（HbA1c），甚至进一步做标准 75g 葡萄糖口服葡萄糖耐量试验（OGTT），筛查 FBG 调节受损、糖耐量异常和糖尿病。除了 PNPLA3 I148M 多态性相关的 NAFLD 以外，IR 几乎是 NAFLD 和 NASH 的共性特征。稳态模型评估胰岛素抵抗指数（HOMA-IR）是用于评价群体 IR 水平的指标，计算方法：FBG 水平（mmol/L）×空腹胰岛素（FINs）水平（mU/L）÷22.5，健康成人 HOMA-IR 指数大约为 1。无糖调节受损和糖尿病的 NAFLD 患者可以通过 HOMA-IR 评估胰岛素的敏感性，瘦人脂肪肝如果存在 IR，即使无代谢性危险因素亦可诊断为 NAFLD，随访中 HOMA-IR 下降预示 NAFLD 患者代谢紊乱和肝损伤程度改善。人体成分测定有助于发现常见于瘦人的隐性肥胖［体脂含量和（或）体脂占体重百分比增加］和肌少症。

二、物理检查

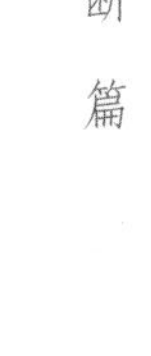

1. B 超

B 超是临床应用范围广泛的影像学诊断工具，根据肝前场回声增强（“明亮肝”）、远场回声衰减，以及肝内管道结构显示不清楚等特征诊断脂肪肝。然而，B 超对轻度脂肪肝诊断的敏感性低，特异性亦有待提高，因为弥漫性肝纤维化和早期肝硬化时也可观察到脂肪肝的典型特征。B 超已作为拟诊脂肪肝的首选方法，B 超检查可大致判断肝内脂肪浸润的有无及其在肝内的分布类型，但 B 超检查对肝内脂肪浸润程度的判断仍不够精确，并且对肝内炎症和纤维化的识别能力极差。其中弥漫性脂肪肝在 B 超图像上有独特表现，常规 B 超可检出肝脂肪含量达 30%以上的脂肪肝；肝脂肪含量达 50%以上的脂肪肝，超声诊断的敏感性可达 90%。

2. Fibro Scan®

受控衰减参数（CAP）是一项基于超声的肝瞬时弹性成像平台定量诊断脂肪肝的新技术，CAP 能够检出 5%以上的脂肪肝，准确区分轻度脂肪肝与中、重度脂肪肝。然而，CAP 与 B 超相比容易高估脂肪肝程度，当 BMI＞30kg/m^2、皮肤至肝包膜距离大于 25mm 及 CAP 的四分位间距（IQR）≥40dB/m 时，CAP 诊断脂肪肝的准确性下降。CAP 区分不同程度脂肪肝的诊断阈值及其动态变化的临床意义尚待明确。

基于 Fibro Scan®的振动控制瞬时弹性成像（VCTE）检测的肝弹性值（LSM）对 NAFLD 患者肝纤维化的诊断效能优于非酒精性脂肪肝性纤维化评分（NFS）、FIB-4 指数等预测模型，有助于区分无/轻度纤维化（F0、F1）与进展期肝纤维化（F3、F4），但是至今仍无公认的阈值用于确诊肝硬化。肥胖症会影响 Fibro Scan®检测成功率，高达 25%的患者无法通过 M 探头成功获取准确的 LSM。此外，LSM 判断各期纤维化的阈值需要与肝病病因相结合；重度脂肪肝（CAP 值显著增高）、明显的肝脏炎症（血清氨基转移酶大于5ULN)、肝淤血和淤胆等都可高估LSM判断肝纤维化的程度。

3. X射线计算机断层成像(CT)和常规磁共振成像(MRI)

X射线计算机断层成像(CT)和常规磁共振成像(MRI)检查诊断脂肪肝的准确性不优于B超,主要用于弥漫性脂肪肝伴有正常肝岛及局灶性脂肪肝与肝占位性病变的鉴别诊断。磁共振波谱(MRS)分析能够检出5%以上的脂肪肝,准确性很高,缺点是花费高和难以普及。基于MRI的实时弹性成像(MRE)对NAFLD患者肝硬化诊断的阳性预测值与VCTE相似,但MRE阴性预测值更高。

4. 肝组织学检查

肝组织学检查(简称肝活检)至今仍是诊断NASH的"金标准"。肝活检可准确评估脂肪肝、肝细胞损伤、炎症坏死和纤维化程度,脂肪肝、气球样变和肝炎症合并存在是诊断 NASH 的必备条件。当无创方法高度疑似存在进展期肝纤维化时需要肝活检验证,病理学检查需明确描述肝纤维化的部位、数量,以及有无肝实质的重建和假小叶。高度可疑或确诊肝硬化包括NASH肝硬化、NAFLD肝硬化及隐源性肝硬化。

欧洲脂肪肝协作组提出的SAF积分(脂肪肝、炎症活动和纤维化各自计分之和)比NAS更能提高病理医生诊断NASH的一致性,并减少观察者之间的误差。这些积分系统是通过半定量评估NAFLD的主要病理改变,从而对NAFLD进行病理分型和分期,以及临床试验时的疗效评价。肝活检的费用和风险应与估计预后和指导治疗的价值相权衡。肝活检是目前本病诊断及分类鉴别最可靠手段,可准确判断肝组织脂肪贮积、炎症和纤维化程度。本病病理特征为肝腺泡3区大泡型或以大泡为主的混合性肝细胞脂肪变,伴或不伴有肝细胞气球样变、小叶内混合性炎症细胞浸润及窦周纤维化;儿童NASH汇管区病变(炎症和纤维化)通常较小叶内严重。

5. NAS和肝纤维化分期

NAS分期如下所述。肝细胞脂肪变性:0分(＜5%);1分(5%～33%);2分(34%～66%);3分(＞66%)。小叶内炎症(以20倍镜计坏死灶):0分,无;1分(＜2个);2分(2～4个);3分(＞4个)。肝细胞气球样变:0分,无;1分,少见;2分,多见。NAS＜3分可排除NASH,NAS＞4分则可诊断为NASH,介于两者之间者为NASH可能。规定不伴有小叶内炎症、气球样变和纤维化但脂肪肝变性＞33%者为NAFLD;脂肪肝达不到此程度者仅称为肝细胞脂肪变性。

肝纤维化分期如下所述。0:无纤维化;1a:肝腺泡3区轻度窦周纤维化;1b:肝腺泡3区中度窦周纤维化;1c:仅有门静脉周围纤维化;2:肝腺泡3区窦周纤维化合并门静脉周围纤维化;3:桥接纤维化;4:高度可疑或确诊肝硬化,包括NASH合并肝硬化及隐源性肝硬化。可采用 NAFLD 肝纤维化评分公式评判肝纤维化程度:1.675＋0.037×年龄(单位:岁)＋0.094×BMI(单位:kg/m^2)＋1.13×空腹血糖受损水平或糖尿病(有＝1,无＝0)＋0.99×AST/ALT比值−0.013×血小板计数(单位:$\times 10^{12}/L$)−白蛋白水平(单位:g/dL)。

参考文献

范建高，魏来，庄辉. 2018. 非酒精性脂肪性肝病防治指南（2018更新版）[J]. 临床肝胆病杂志，34（5）：947-957.

范建高. 2009. 重视慢性病毒性肝炎合并脂肪肝的诊断与治疗[J]. 中华肝脏病杂志，17（11）：801-803.

南月敏，付娜，李文聪，等. 2017. 2017美国非酒精性脂肪性肝病诊断与管理指南解读[J]. 中华肝脏病杂志，25(9)：687-694.

张声生. 2010. 非酒精性脂肪性肝病中医诊疗共识意见（2009）[J]. 中国中西医结合消化杂志. 18（4）：276-279.

张声生，李军祥. 2017. 非酒精性脂肪性肝病中西医结合诊疗共识意见（2017）[J]. 中医杂志，10（19）：1706-1710.

中华医学会肝病学分会脂肪肝和酒精性肝病学组. 2010. 酒精性肝病诊疗指南（2010年修订版）[J]. 临床肝胆病杂志，26（3）：229-232.

中华医学会肝脏病学分会脂肪肝和酒精性肝病学组. 2002. 非酒精性脂肪性肝病诊断标准（一）[J]. 新医学，7（4）：364.

Andersen T，Gluud C. 1984. Liver morphology in morbid obesity：a literature study[J]. Int J Obes，8（2）：97-106.

Association AG. 2002. American Gastroenterological Association medical position statement：nonalcoholic fatty liver disease[J]. Gastroenterology，123（5）：1702.

Assy N，Kaita K，Mymin D，et al. 2000. Fatty infiltration of liver in hyperlipidemic patients[J]. Digestive Diseases & Sciences，45（10）：1929-1934.

Azain MJ，Fukuda N，Chao FF，et al. 1985. Contributions of fatty acid and sterol synthesis to triglyceride and cholesterol secretion by the perfused rat liver in genetic hyperlipemia and obesity[J]. Journal of Biological Chemistry，260（1）：174-181.

Baerg RD，Kimberg DV. 1970. Centrilobular hepatic necrosis and acute renal failure in “solvent sniffers”[J]. Annals of Internal Medicine，73（5）：713.

Bellentani S，Saccoccio G，Masutti F，et al. 2000. Prevalence of and risk factors for hepatic steatosis in Northern Italy[J]. Annals of Internal Medicine，132（2）：112-117.

Black M. 1984. Acetaminophen hepatotoxicity[J]. Annu Rev Med，35：577-593.

Braillon A，Capron JP，Hervé MA，et al. 1985. Liver in obesity[J]. Gut，26（2）：133.

Breen K，Schenker S，Heimberg M. 1972. The effect of tetracycline on the hepatic secretion of triglyceride[J]. Biochimica et Biophysica Acta（BBA）-Lipids and Lipid Metabolism，270（1）：74.

Brunt EM，Tiniakos DG. 2003. Pathology of steatohepatitis[J]. Best Practice & Research Clinical Gastroenterology，16（5）：691-707.

Buchman A. 2002. Total parenteral nutrition-associated liver disease[J]. JPEN J Parenter Enteral Nutr，26（5Suppl）：S43-S48.

Buchman AL，Ament ME，Sohel M，et al. 2001. Choline deficiency causes reversible hepatic abnormalities in patients receiving parenteral nutrition：proof of a human choline requirement：a placebo-controlled trial[J]. JPEN J Parenter Enteral Nutr，25（5）：260-268.

Caldwell SH，Hespenheide EE，von Borstel RW. 2001. Myositis，microvesicular hepatitis，and progression to cirrhosis fromtroglitazone added to simvastatin[J]. Dig Dis Sci，46：376-378.

Chalasani N，Younossi Z，Lavine JE，et al. 2012. The diagnosis and management of non-alcoholic fatty liver disease：practice guideline by the American Association for the Study of Liver Diseases，American College of Gastroenterology，and the American Gastroenterological Association[J]. Hepatology，55（6）：811.

Cherniavs'kyĭPV，Datsenko ZM，Moiseieva LH，et al. 2006. Regulation of intracellular lipid metabolism by the preparation of omega-3phospholipids from marine organisms in deficiency of essential fatty acids in rats[J]. Ukr Biokhim Zh，78（5）：101-113.

Cheung O，Sanyal AJ. 2008. Hepatitis C infection and nonalcoholic fatty liver disease[J]. Clinics in Liver Disease，12(3)：573.

Cook GC，Hutt MS. 1967. The liver after kwashiorkor[J]. British Medical Journal，3（5563）：454.

Cross TJS，Quaglia A，Hughes S，et al. 2009. The impact of hepatic steatosis on the natural history of chronic hepatitis C infection[J]. Journal of Viral Hepatitis，16（7）：492-499.

Degrace P，Demizieux L，Du ZY，et al. 2007. Regulation of lipid flux between liver and adipose tissue during transient hepatic steatosis in carnitine-depleted rats[J]. J Biol Chem，282（29）：20816-20826.

Delzenne NM，Hernaux NA，Taper HS. 1997. A new model of acute liver steatosis induced in rats by fasting followed by

refeeding a high carbohydrate-fat free diet. Biochemical and morphological analysis[J]. J Hepatol，26：880-885.
Deo MG，Ramalingaswami V. 1960. Production of periportal fatty infiltration of the liver in the rhesus monkey by a protein-deficient diet[J]. Laboratory investigation：a journal of technical methods and pathology，9（3）：319.
Dowling HF，Lepper MH. 1964. Hepatic reactions to tetracycline[J]. Jama the Journal of the American Medical Association，188（3）：307.
Drenick EJ，Fisler J，Johnson D. 1982. Hepatic steatosis after intestinal bypass-prevention and reversal by metronidazole，irrespective of protein-calorie malnutrition[J]. Gastroenterology，82（3）：535.
Drenick EJ，Simmons F，Murphy JF. 1970. Effect on hepatic morphology of treatment of obesity by fasting，reducing diets and small-bowel bypass[J]. New England Journal of Medicine，282（15）：829-834.
Ebert EC，Sun EA，Wright SH，et al. 1984. Does early diagnosis and delivery in acute fatty liver of pregnancy lead to improvement in maternal and infant survival？[J]. Digestive Diseases & Sciences，29（5）：453.
Enwonwu CO，Sreebny LM. 1971. Studies of hepatic lesions of experimental protein-calorie malnutrition in rats and immediate effects of refeeding an adequate protein diet[J]. Journal of Nutrition，101（4）：501.
European Association for the Study of the Liver. 2012. EASL clinical practical guidelines：management of alcoholic liver disease[J]. J Hepatol，25：399-420.
Fan JG，Chitturi S. 2008. Hepatitis B and fatty liver：causal or coincidental？[J]. Journal of Gastroenterology & Hepatology，23（5）：679-681.
Fan JG，Farrell GC. 2009. Epidemiology of non-alcoholic fatty liver disease in China[J]. Journal of Hepatology，50（1）：204.
Farrell GC，Chitturi S，Lau GK，et al. 2007. Guidelines for the assessment and management of non-alcoholic fatty liver disease in the Asia-Pacific region：executive summary[J]. Journal of Gastroenterology & Hepatology，22（6）：775-777.
Flatt JP. 1972. Role of the increased adipose tissue mass in the apparent insulin insensitivity of obesity[J]. American Journal of Clinical Nutrition，25（11）：1189.
Genève J，Hayat-Bonan B，Labbe G，et al. 1987. Inhibition of mitochondrialbeta-oxidation of fatty acids by pirprofen. Role in microvesicular steatosis due to this nonsteroidal anti-inflammatory drug[J]. J Pharmacol Exp Ther，242：1133-1137.
Glasgow AM，Chase HP. 1975. Production of the features of Reye's syndrome in rats with 4-pentenoic acid[J]. Pediatric Research，9（3）：133.
Golden MH，Ramdath D. 1987. Free radicals in the pathogenesis of kwashiorkor[J]. Proceedings of the Nutrition Society，46（1）：53.
Grau T，Bonet A，Rubio M，et al. 2007. Liver dysfunction associated with artificial nutrition in critically ill patients[J]. Crit Care，11（1）：R10.
Halverson JD，Gentry K，Wise L，et al. 1978. Reanastomosis after jejunoileal bypass[J]. Surgery，84（2）：241-249.
Hautekeete ML，Degott C，Benhamou JP. 1990. Microvesicular steato-sis of the liver[J]. Acta Clin Belg，45：311-326.
Hill R. 1961. Fatal fat embolism from steroid-induced fatty liver[J]. N Eng J Med，265（7）：318-320.
Hill RBJ，Droke WE，Hays AP. 1965. Hepatic lipid metabolism in the cortisonetreated rat[J]. Experimental & Molecular Pathology，4（3）：320-327.
Hirose S，Hirata M，Azuma N，et al. 2015. Carnitine depletion during total parenteral nutrition despite oral L-carnitine supplementation[J]. Acta Paediatr Jpn，39（2）：194-200.
Holzbach RT，Wieland RG，Lieber CS，et al. 1974. Hepatic lipid in morbid obesity. Assessment at and subsequent to jejunoileal bypass[J]. New England Journal of Medicine，290（6）：296-299.
Iser D，Ryan M. 2013. Fatty liver disease：a practical guide for GPs[J]. Australian Family Physician，42（7）：444-447.
Jacobson JM，Worner TM，Sacks HS，et al. 1992. Human immunodeficiency virus and hepatitis B virus infections in a New York City alcoholic population[J]. J Stud Alcohol，53（1）：76-79.
Jolliet P，Leverve X，Pichard C. 2001. Acute hepatic steatosis complicating massive insulin overdose and excessive glucose administration[J]. Intensive Care Med，27（1）：313-316.
Jr AMH，Greene HL，Dunn GD，et al. 1975. Fatty liver：biochemical and clinical considerations[J]. American Journal of Digestive Diseases，20（12）：1142-1170.
Kaplan MM. 1985. Acute fatty liver of pregnancy[J]. New England Journal of Medicine，313（6）：367-370.
Kral JG，Schaffner F，Pierson RN，Jr，et al. 1993. Body fat topography as an independent predictor of fatty liver[J]. Metabolism Clinical & Experimental，42（5）：548-551.

Kumar V，Deo MG，Ramalingaswami V. 1972. Mechanism of fatty liver，in protein deficiency：an experimental study in the rhesus monkey[J]. Gastroenterology，62（3）：445.

Kumpf VJ. 2006. Parenteral nutrition-associated liver disease in adult and pediatric patients[J]. Nutr Clin Pract，21（3）：279-290.

Leevy CM. 1962. Fatty liver：a study of 270 patients with biopsy proven fatty liver and a review of the literature[J]. Medicine，41（3）：249-276.

Li SJ，Nussbaum MS，McFadden DW，et al. 1990. Addition of L-glutamine to total parenteral nutrition and its effects on portal insulin and glucagon and the development of hepatic steatosis in rats[J]. J Surg Res，48（5）：421-426.

Loomba R，Sirlin CB，Schwimmer JB，et al. 2009. Advances in pediatric nonalcoholic fatty liver disease[J]. Pediatric Clinics of North America，50（4）：1375-1392.

Marin GA，Montoya CA. 1971. Evaluation of corticosteroid and exchange-transfusion treatment of acute yellow-phosphorus intoxication[J]. New England Journal of Medicine，284（3）：125-128.

Mckenzie R，Fried MW，Sallie R，et al. 1995. Hepatic failure and lactic acidosis due to fialuridine（FIAU），an investigational nucleoside analogue for chronic hepatitis B[J]. New England Journal of Medicine，333（17）：1099-1105.

Mclaren DS，Faris R，Zekian B. 1968. The liver during recovery from protein-calorie malnutrition[J]. Journal of Tropical Medicine & Hygiene，71（11）：271.

Mezey E，Imbembo AL，Potter JJ，et al. 1975. Endogenous ethanol production and hepatic disease following jejunoileal bypass for morbid obesity[J]. American Journal of Clinical Nutrition，28（11）：1277.

Mezey E，Imbembo AL. 1978. Hepatic collagen proline hydroxylase activity in hepatic disease following jejunoileal bypass for morbid obesity[J]. Surgery，83（3）：345-353.

Min DZ，Jian GF，Lun GL，et al. 2008. Guidelines for the diagnosis and treatment of nonalcoholic fatty liver diseases[J]. Journal of Digestive Diseases，9（2）：108-112.

Morgan MY，Sherlock S，Scheuer PJ. 1978. Acute cholestasis，hepatic failure，and fatty liver in the alcoholic[J]. Scandinavian Journal of Gastroenterology，13（3）：299-303.

Nagao K，Inoue N，Wang YM，et al. 2005. Dietary conjugated linoleic acid alleviates nonalcoholic fatty liver disease in Zucker（fa/fa）rats[J]. J Nutr，135（1）：9-13.

Novick DM，Stenger RJ，Gelb AM，et al. 1986. Chronic liver disease in abusers of alcohol and parenteral drugs：a report of 204 consecutive biopsy-proven cases[J]. Alcoholism Clinical & Experimental Research，10（5）：500-505.

O'Leary JP，Maher JW，Hollenbeck JI，et al. 1974. Pathogenesis of hepatic failure following jejunoilaeal bypass[J] Gastroenterology，66：859.

O'Shea RS，Dasarathy S，McCullough AJ. 2010. Practice guideline committee of the American association for the study of liver diseases；Practice Parameters Committee of the American College of Gastroenterology. Alcoholic liver disease[J]. Hepatology，51（1）：307-328.

Ockner SA，Brunt EM，Cohn SM，et al. 1990. Fulminant hepatic failure caused by acute fatty liver of pregnancy treated by orthotopic liver transplantation[J]. Hepatology，11（1）：59-64.

Parés A，Barrera JM，Caballerΐa J，et al. 1990. Hepatitis C virus antibodies in chronic alcoholic patients：association with severity of liver injury[J]. Hepatology，12（6）：1295-1299.

Poucell S，Ireton J，Valenciamayoral P，et al. 1984. Amiodarone-associated phospholipidosis and fibrosis of the liver. Light，immunohistochemical，and electron microscopic studies[J]. Gastroenterology，86（5 Pt 1）：926-936.

Powell EE，Cooksley WGE，Hanson R，et al. 1990. The natural history of nonalcoholic steatohepatitis：a follow-up study of forty-two patients for up to 21 years[J]. Hepatology，11（1）：74-80.

Raman M，Allard JP. 2007. Parenteral nutrition related hepato-biliary disease in adults[J]. Appl Physiol Nutr Metab，32（4）：646-654.

Ratziu V，Giral P，Charlotte F，et al. 2000. Liver fibrosis in overweight patients[J]. Gastroenterology，118（6）：1117.

Rd MR，Pozefsky T，Lockwood DH. 1974. Protein nutrition and liver disease after jejunoileal bypass for morbid obesity[J]. New England Journal of Medicine，290（17）：921-926.

Recknagel RO. 1976. Carbon retrachloride hepatotoxicity[J]. Pharmacol Rev，19：145.

Rubin E，Lieber CS. 1968. Alcohol-induced hepatic injury in nonalcoholic volunteers[J]. New England Journal of Medicine，278（16）：869.

Salmon PA，Reedyk L. 1975. Fatty metamorphosis in patients with jejunoileal bypass[J]. Surgery Gynecology & Obstetrics，

141（1）：75.
Sherlock S，Walshe V. 1948. Effect of undernutrition in man on hepatic structure and function[J]. Nature，161（4094）：604.
Sherr HP，Nair PP，White JJ，et al. 1974. Bile acid metabolism and hepatic disease following small bowel bypass for obesity[J]. American Journal of Clinical Nutrition，27（12）：1369-1379.
Shi J，Fan JG，Gao X，et al. 2008. Prevalence and risk factors of hepatic steatosis and its impact on liver injury in Chinese patients with chronic hepatitis B[J]. Journal of Gastroenterology & Hepatology，23（9）：1419.
Sims HF，Brackett JC，Powell CK，et al. 1995. The molecular basis of pediatric long chain 3-hydroxyacyl-CoA dehydrogenase deficiency associated with maternal acute fatty liver of pregnancy[J]. Proceedings of the National Academy of Sciences of the United States of America，92（3）：841-845.
Singal AK，Bataller R，Ahn J，et al. 2018. ACG clinical guideline：alcoholic liver disease[J]. American Journal of Gastroenterology，113：175-194.
Sorbi D，Boynton JK. 1999. The ratio of aspartate aminotransferase to alanine aminotransferase：potential value in differentiating nonalcoholic steatohepatitis from alcoholic liver disease[J]. American Journal of Gastroenterology，94（4）：1018.
Taylor BC，Yuan JM，Shamliyan TA，et al. 2009. Clinical outcomes in adults with chronic hepatitis B in association with patient and viral characteristics：a systematic review of evidence[J]. Hepatology，49（S5）：85-95.
Teli MR，James OFW，Burt AD，et al. 1995. The natural history of nonalcoholic fatty liver：a follow-up study[J]. Hepatology，22（6）：1714-1719.
Treem WR，Rinaldo P，Hale DE，et al. 1994. Acute fatty liver of pregnancy and long-chain 3-hydroxyacyl-coenzyme A dehydrogenase deficiency[J]. Hepatology，19（2）：339.
Van HM，Rahier J，Horsmans Y. 1996. Tamoxifen-induced steatohepatitis[J]. Annals of Internal Medicine，124（9）：855-856.
Visapää JP，Tillonen J，Salaspuro M. 2002. Microbes and mucosa in the regulation of intracolonic acetaldehyde concentration during ethanol challenge[J]. Alcohol & Alcoholism，37（4）：322-326.
Vockley J. 1994. The changing face of disorders of fatty acid oxidation[J]. Mayo Clinic Proceedings，69（3）：249-257.
Weber FL，Jr，Snodgrass PJ，Powell DE，et al. 1979. Abnormalities of hepatic mitochondrial urea-cycle enzyme activities and hepatic ultrastructure in acute fatty liver of pregnancy[J]. Journal of Laboratory & Clinical Medicine，94（1）：27-41.
Werner A，Havinga R，Bos T，et al. 2005. Essential fatty acid deficiency in mice is associated with hepatic steatosis and secretion of large VLDL particles[J]. Am J Physiol Gastrointest Liver Physiol，288（6）：G1150-G1158.
Wong VW，Chan WK，Chitturi S，et al. 2017. The Asia-Pacific working party on nonalcoholic fatty liver disease guidelines[J]. Journal of Gastroenterology & Hepatology，33（1）：70-85.
Yokota I，Saijo T，Vockley J，et al. 1992. Impaired tetramer assembly of variant medium-chain acyl-coenzyme A dehydrogenase with a glutamate or aspartate substitution for lysine 304 causing instability of the protein[J]. Journal of Biological Chemistry，267（36）：26004-26010.
Zimmerman J. 1982. Valproate-induced hepatic injury analysis of 23 fatal cases[J]. Hepatology，2：591-607.

治疗篇

第八章　中 医 治 疗

脂肪肝为常见慢性肝脏疾病，其发病原因可能与脂类代谢异常、促炎性因子增加等有关。有研究显示，常规西医治疗虽然可一定程度上改善脂代谢，但效果欠佳。中医治疗脂肪肝有单方治疗、专方或基本方治疗、辨证论治等多种方式。单方治疗疗程长、效果欠佳，临床应用相对较少。专方、基本方治疗，辨证论治都是比较常用的中医治疗方法。辨证论治效果突出，有保肝消脂、疏肝理气、化湿祛痰、活血化瘀等方法。临床研究显示，在西医治疗的同时结合中医治疗，可明显提高疗效，减轻患者临床症状，改善肝功能。叶小峰和张中平的研究显示，中西医结合治疗可有效延缓肝纤维化进程。中西医结合治疗脂肪肝疗效确切，中西医结合治疗组疗效优于西医治疗组，且谷丙转氨酶（ALT）、三酰甘油（TG）改善更显著。绝大多数 NAFLD 组织学进展缓慢甚至呈静止状态，预后相对良好。部分患者即使已发生脂肪性肝炎和肝纤维化，如能得到及时诊治，肝组织学改变仍可逆转；少数脂肪性肝炎患者进展至肝硬化，预后不佳。对于大多数脂肪肝患者，有时通过节制饮食、坚持中等量的有氧运动等非药物治疗措施就可达到控制体重和血糖、降低血脂及促进肝组织学逆转的目的。

戒酒，合理的能量摄入，以及饮食结构的调整，不良生活方式和行为的纠正均可改善脂肪肝。其中，尤为重要的是对于肥胖的成年患者或儿童在减轻体重后肝的检查结果普遍改善，但是体重减轻的速度十分重要，并且可以决定肝组织学改变的程度。现在提倡儿童患者每周体重减轻≤500g，成年人每周体重减轻≤1200g 比较合适。

近年来也有学者探讨了运动疗法对脂肪肝的治疗效果，并对不同运动方式（有氧运动、无氧运动）、不同运动项目、不同运动强度等治疗效果进行了对比分析，发现无论是有氧运动还是无氧运动，无论是登山、跑步或游泳，无论是高强度运动还是低强度运动，只要与患者自身情况相适宜，做到因地制宜、因时制宜、循序渐进，并不断达到更合适的运动量，通过长期的坚持都可以获得比较理想的治疗效果，并能在不断的治疗过程中，将运动疗法从辅助治疗转变为完全脱离药物治疗的主体治疗方法。持续的有氧运动疗法有利于体内脂肪蓄积量的降低和胰岛素敏感性的提高，能积极调整机体代谢。耐力运动可以增强肝细胞线粒体活性氧清除能力，使线粒体中 ATP 的合成能力显著提高，对肝细胞进行有效保护，是值得大家借鉴和进一步研究的方法。

中医认为脂肪肝的病因多为饮食不节、劳逸失度、情志失调、久病体虚、禀赋不足。饮食不节，劳逸失度，伤及脾胃，脾失健运；或情志失调，肝气郁结，肝气犯脾，脾失健运；或久病体虚，脾胃虚弱，肝失疏泄，脾失健运，导致湿浊内停，湿邪日久，郁而化热，而出现湿热内蕴；禀赋不足或久病及肾，肾精亏损，气化失司，痰浊不化，痰浊内结，阻滞气机，气滞血瘀，瘀血内停，阻滞脉络，最终导致痰瘀互结。其病理基础与痰、湿、浊、瘀、热等有关，病位在肝，涉及脾、胃、肾等脏腑，证属本虚标实，脾肾亏虚为本，痰浊血瘀为标。目前脂肪肝大致分为湿浊内停、肝郁脾虚、湿热蕴结、痰瘀互结等证型。治疗以化湿清热、疏肝理气、健脾化痰、活血化瘀、补肾益精等为主，兼顾虚实、寒热、阴阳，从辨病与辨证相结合思路出发辨证施治。目前已有大量采用中药方剂治疗脂肪肝取得明显疗效的报道。

一、分型辨证治疗

分型辨证治疗是中医临床治疗脂肪肝的主要方法。

1. 肝郁气滞和痰湿内盛

肝郁气滞和痰湿内盛用逍遥散、二陈汤与柴胡疏肝散加减治疗。

（1）逍遥散　出自《太平惠民和剂局方》，具有调和肝脾、疏肝解郁、养血健脾之功效，是调和肝脾的经典方，为和解剂，临床上广泛用于肝病的治疗。主治肝郁血虚脾弱证。症见两胁作痛，头痛目眩，口燥咽干，神疲食少，或月经不调，乳房胀痛，脉弦而虚者。临床常用于治疗慢性肝炎、肝硬化、胆石症、胃及十二指肠溃疡、慢性胃炎、胃肠神经官能症、经前期紧张症、乳腺小叶增生等属肝郁血虚脾弱者。

（2）二陈汤　首载于宋代《太平惠民和剂局方》，由陈皮、半夏、茯苓、甘草、乌梅、生姜组成，为祛痰剂，具有燥湿化痰、理气和中的作用，主治痰湿。症见咳嗽痰多，色白易咯，恶心呕吐，胸膈痞闷，肢体困重，或头眩心悸，舌苔白滑或腻，脉滑。临床常用于治疗慢性支气管炎、慢性胃炎、梅尼埃病、神经性呕吐等属湿痰者。二陈汤作为传统名方，用药精当，组方严谨，疗效可靠，具有较高的临床应用价值和研究开发价值。

（3）柴胡疏肝散　为理气剂，具有疏肝理气、活血止痛之功效，治疗肝郁气滞证，是最具代表性的经典方之一。症见胁肋疼痛，胸闷善太息，情志抑郁易怒，或嗳气，脘腹胀满，脉弦。临床常用于治疗慢性肝炎、慢性胃炎、肋间神经痛等属肝郁气滞者。

2. 痰浊中阻、脾气虚弱和气滞血瘀

痰浊中阻、脾气虚弱和气滞血瘀用二陈汤合三子养亲汤、参苓白术散、血府逐瘀汤等加减治疗。

（1）三子养亲汤　为祛痰剂，具有温肺化痰、降气消食之功效。主治痰壅气逆食滞证。症见咳嗽喘逆，痰多胸痞，食少难消，舌苔白腻，脉滑。临床常用于治疗顽固性咳嗽、慢性支气管炎、支气管哮喘、肺源性心脏病等痰壅气逆食滞者。

（2）参苓白术散方　出自《太平惠民和剂局方》。本方是在四君子汤（人参、

白术、茯苓、甘草）基础上加山药、莲子、白扁豆、薏苡仁、砂仁、桔梗而成。具有益气健脾、和胃渗湿功效，传统是治疗脾虚泄泻或肺虚咳喘的常用代表方。现代临床已将其应用到多科疾病的治疗并取得显著疗效。

（3）血府逐瘀汤　　为理血剂，具有活血化瘀、行气止痛之功效。主治胸中血瘀证。症见胸痛，头痛，日久不愈，痛如针刺而有定处，或呃逆日久不止，或饮水即呛，干呕，或内热瞀闷，或心悸怔忡，失眠多梦，急躁易怒，入暮潮热，唇暗或两目暗黑，舌质暗红，或舌有瘀斑、瘀点，脉涩或弦紧。临床常用于治疗冠心病心绞痛、风湿性心脏病、胸部挫伤及肋软骨炎之胸痛，以及脑血栓、高血压、高脂血症、血栓闭塞性脉管炎、神经官能症、脑震荡后遗症之头痛、头晕等属血瘀者。

3. 肝郁脾虚、气滞血瘀，湿热痰浊，痰湿阻络、痰热上扰，气血瘀滞，肝肾阴虚

肝郁脾虚、气滞血瘀，湿热痰浊，痰湿阻络、痰热上扰，气血瘀滞，肝肾阴虚以柴胡疏肝散、甘露消毒丹、温胆汤合二陈汤、血府逐瘀汤、补肝散合一贯煎等加减治疗。

（1）甘露消毒丹　　为祛湿剂，具有利湿化浊、清热解毒之功效。主治湿温时疫，邪在气分，湿热并重证。症见发热倦怠，胸闷腹胀，肢酸咽痛，身目发黄，颐肿口渴，小便短赤，泄泻，淋浊，舌苔白或厚腻或干黄，脉濡数或滑数。临床常用于治疗肠伤寒、急性胃肠炎、黄疸型传染性肝炎、钩端螺旋体病、胆囊炎等证属湿热并重者。

（2）温胆汤　　为祛痰剂，具有理气化痰、和胃利胆之功效。主治胆郁痰扰证。症见胆怯易惊，头眩心悸，心烦不眠，夜多异梦；或呕恶呃逆，眩晕，癫痫，苔白腻，脉弦滑。临床常用于治疗神经症、急慢性胃炎、消化性溃疡、慢性支气管炎、梅尼埃病、更年期综合征、癫痫等属胆郁痰扰者。

（3）补肝散　　主治肝肾气血亏损证。症见胁胀作痛；或胁胀头眩，寒热，或身痛，月经不调，或视物不明，筋脉拘急，面色青，小腹痛。

（4）一贯煎　　为补益剂，具有滋阴疏肝之功效。主治肝肾阴虚，肝气郁滞证。症见胸脘胁痛，吞酸吐苦，咽干口燥，舌红少津，脉细弱或虚弦。亦治疝气瘕聚。临床主要用于治疗慢性肝炎、慢性胃炎、胃及十二指肠溃疡、肋间神经痛、神经官能症等属肝郁阴虚者。

4. 肝郁气滞、肝胆湿热、痰湿内阻、瘀血阻络、肝肾阴虚、脾肾亏虚

肝郁气滞、肝胆湿热、痰湿内阻、瘀血阻络、肝肾阴虚、脾肾亏虚分别用逍遥散或柴胡疏肝散、小柴胡汤合茵陈蒿汤、平胃散合二陈汤、膈下逐瘀汤、滋水清肝饮、四君子汤合真武汤加减治疗。

（1）小柴胡汤　　为和解剂，具有和解少阳之功效。主治伤寒少阳病证。邪在半表半里，症见往来寒热，胸胁苦满，默默不欲饮食，心烦喜呕，口苦，咽干，目眩，舌苔薄白，脉弦；妇人伤寒，热入血室，经水适断，寒热发作有时；疟疾、黄疸等内伤杂病而见以上少阳病证。临床常用于治疗流行性感冒、疟疾、慢性肝炎、肝硬化、急慢性胆囊炎、胆结石、急性胰腺炎、胸膜炎、中耳炎等属胆胃不和者。本方

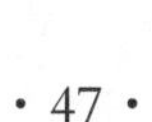

多由邪在少阳，经气不利，郁而化热所致。治疗以和解少阳为主。少阳经病证表现为三焦经及胆经的病证。少阳病证，邪不在表，也不在里，汗、吐、下三法均不适宜，只有采用和解方法。本方中柴胡苦平，入肝胆经，透解邪热，疏达经气；黄芩清泻邪热；法半夏和胃降逆；人参、炙甘草扶助正气，抵抗病邪；生姜、大枣和胃气，生津。诸药配伍可使邪气得解，少阳得和，上焦得通，津液得下，胃气得和，有汗出热解之功效。

（2）茵陈蒿汤　为祛湿剂，具有清热、利湿、退黄之功效。主治湿热黄疸。症见一身面目俱黄，黄色鲜明，发热，无汗或但头汗出，口渴欲饮，恶心呕吐，腹微满，小便短赤，大便不爽或秘结，舌红苔黄腻，脉沉数或滑数有力。临床常用于治疗急性黄疸型传染性肝炎、胆囊炎、胆石症、钩端螺旋体病等所引起的黄疸，证属湿热内蕴者。本方为治疗湿热黄疸之常用方，《伤寒论》用其治疗瘀热发黄，《金匮要略》以其治疗谷疸。病因皆缘于邪热入里，与脾湿相合，湿热壅滞中焦所致。湿热壅结，气机受阻，故腹微满、恶心呕吐、大便不爽甚或秘结；无汗而热不得外越，小便不利则湿不得下泄，以致湿热熏蒸肝胆，胆汁外溢，浸渍肌肤，则一身面目俱黄、黄色鲜明；湿热内郁，津液不化，则口中渴。舌苔黄腻，脉沉数为湿热内蕴之证。治宜清热，利湿，退黄。方中重用茵陈为君药，本品苦泄下降，善能清热利湿，为治黄疸要药。臣以栀子清热降火，通利三焦，助茵陈引湿热从小便而去。佐以大黄泻热逐瘀，通利大便，导瘀热从大便而下。

（3）平胃散　为祛湿剂，具有燥湿运脾、行气和胃之功效。主治湿滞脾胃证。脘腹胀满，不思饮食，口淡无味，恶心呕吐，嗳气吞酸，肢体沉重，怠惰嗜卧，常多自利，舌苔白腻而厚，脉缓。临床常用于治疗慢性胃炎、消化道功能紊乱、胃及十二指肠溃疡等属湿滞脾胃者。本方为治疗湿滞脾胃的基础方。脾为太阴湿土，居中州而主运化，其性喜燥恶湿，湿邪滞于中焦，则脾运不健，且气机受阻，故见脘腹胀满、食少无味；胃失和降，上逆而呕吐恶心、嗳气吞酸；湿为阴邪，其性重着黏腻，故肢体沉重、怠惰嗜卧。湿邪中阻，下注肠道，则为泄泻。治当燥湿运脾为主，兼以行气和胃，使气行则湿化。方中以苍术为君药，其辛香苦温，入中焦能燥湿健脾，湿去则脾运有权，脾健则湿邪得化。湿邪阻碍气机，且气行则湿化，故方中臣以厚朴，本品芳化苦燥，长于行气除满，且可化湿。与苍术相伍，行气以除湿，燥湿以运脾，使滞气得行，湿浊得去。陈皮为佐，理气和胃，燥湿醒脾，以助苍术、厚朴之力。使以甘草，调和诸药，且能益气健脾和中。煎加生姜、大枣，生姜温散水湿且能和胃降逆，大枣补脾益气以襄助甘草培土制水之功，生姜、大枣相合尚能调和脾胃。

（4）膈下逐瘀汤　主治膈下瘀阻气滞，形成痞块，痛处不移，卧则腹坠，肾泻久泻。现用于慢性活动性肝炎、卟啉症、糖尿病、宫外孕、不孕症等属血瘀气滞者。《医林改错》注释：方中当归、川芎、赤芍养血活血，与逐瘀药同用，可使瘀血祛而不伤阴血；牡丹皮清热凉血，活血化瘀；桃仁、红花、五灵脂破血逐瘀，以消积块；

配香附、乌药、枳壳、延胡索行气止痛；川芎不仅养血活血，更能行血中之气，增强逐瘀之力；甘草调和诸药。全方以逐瘀活血和行气药物居多，使气帅血行，更好发挥其活血逐瘀、破癥消结之力。

（5）滋水清肝饮　　具有滋阴养血、清热疏肝之功效。主治阴虚肝郁，胁肋胀痛，胃脘疼痛，咽干口燥，舌红少苔，脉虚弦或细软。

（6）四君子汤　　为补益剂，具有补气、益气健脾之功效。主治脾胃气虚证，症见面色萎黄，语声低微，气短乏力，食少便溏，舌淡苔白，脉虚数。临床常用于治疗慢性胃炎、消化性溃疡等属脾胃气虚者。本证多由脾胃气虚，运化乏力所致，治疗以益气健脾为主。脾胃为后天之本，气血生化之源，脾胃气虚，受纳与健运乏力，则饮食减少；湿浊内生，脾胃运化不利，故大便溏薄；脾主肌肉，脾胃气虚，四肢肌肉无所禀受，故四肢乏力；气血生化不足，不能荣于面，故见面色萎白；脾为肺之母，脾胃一虚，肺气先绝，故见气短、语声低微；舌淡苔白，脉虚弱均为气虚之象。正如《医方考》所说："夫面色萎白，则望之而知其气虚矣；言语轻微，则闻之而知其气虚矣；四肢无力，则问之而知其气虚矣；脉来虚弱，则切之而知其气虚矣。"方中人参为君，甘温益气，健脾养胃。臣以苦温之白术，健脾燥湿，加强益气助运之力；佐以甘淡茯苓，健脾渗湿，茯苓、白术相配，则健脾祛湿之功益著。使以炙甘草，益气和中，调和诸药。四药配伍，共奏益气健脾之功。

（7）真武汤　　为祛湿剂，具有温阳利水之功效。主治阳虚水泛证。症见畏寒肢厥，小便不利，心下悸动不宁，头目眩晕，身体筋肉瞤动，站立不稳，四肢沉重疼痛，浮肿，腰以下为甚；或腹痛，泄泻；或咳喘呕逆，舌质淡胖，边有齿痕，脉沉细。临床常用于治疗慢性肾小球肾炎、心源性水肿、甲状腺功能低下、慢性支气管炎、慢性肠炎、肠结核等属脾肾阳虚，水湿内停者。盖水之制在脾，水之主在肾，脾阳虚则湿难运化，肾阳虚则水不化气而致水湿内停。肾中阳气虚衰，寒水内停，则小便不利；水湿泛溢于四肢，则沉重疼痛，或肢体浮肿；水湿流于肠间，则腹痛下利；上逆肺胃，则或咳或呕；水气凌心，则心悸；水湿中阻，清阳不升，则头眩。若太阳病发汗太过，耗阴伤阳，阳失温煦，加之水渍筋肉，则身体筋肉瞤动、站立不稳。其证因于阳虚水泛，故治疗当以温阳利水为基本治法。本方以附子为君药，本品味辛甘性热，用之温肾助阳，以化气行水，兼暖脾土，温运水湿。臣以茯苓利水渗湿，使水邪从小便去；白术健脾燥湿。佐以生姜之温散，既助附子温阳散寒，又合茯苓、白术宣散水湿。白芍亦为佐药，其义有四：一者利小便以行水气，《神农本草经》言其能"利小便"，《名医别录》亦谓之"去水气，利膀胱"；二者柔肝缓急以止腹痛；三者敛阴舒筋以解筋肉瞤动；四者可防止附子燥热伤阴，以利于久服缓治。

二、专方或中成药治疗

针对脂肪肝共同病机，应用专方或成药治疗。如缪锡民以疏肝降脂方（柴胡、姜黄、泽泻、红花、黄芪、郁金、草决明、山楂、丹参、五味子）治疗脂肪肝 150 例，总有效率为 92%；黄兆胜等用虎金丸（虎杖、郁金、泽泻、三七、山楂、水蛭）治疗脂肪肝 63 例，总有效率为 95.2%。也有学者用肝脂康胶囊、消脂饮、肝脂片等治疗脂肪肝，都取得了较好的疗效。

三、单味中药治疗

现代药理研究证明，山楂能显著降低血清和肝丙二醛含量，增强红细胞和肝超氧化物歧化酶（SOD）的活性，同时增强全血谷胱甘肽还原酶活性，从而抑制脂质过氧化物，提高抗氧化能力，预防脂质代谢紊乱。丹参可促进脂肪在肝中的氧化；丹参及其有效成分还具有清除自由基和抗脂质过氧化作用。另外，人参、苍术、厚朴均有保肝作用，可减轻肝损伤时肝细胞变性坏死的程度；泽泻、决明子、姜黄、川芎、黄精、生大黄等可作用于脂肪代谢的不同环节，具有降脂抑脂作用；茵陈、柴胡、黄芩、白芍、郁金、金钱草、枳壳、厚朴等具有保肝利胆作用；红花、葛根、赤芍、鸡血藤、地龙等有改善血液循环、抗氧化、抗自由基的作用。

综上所述，目前医学界对脂肪肝的病因病机、诊断、治疗用药等都有深入认识，治疗也日趋多样化。但是无完全有效、作用肯定的药物供临床使用，西药或存在不同程度的毒性，或降脂效果不理想；中药治疗脂肪肝疗效显著，但其药理作用机制尚未明确。所以，目前单纯西药或单纯中药治疗难以取得理想疗效，只有两者兼收并蓄，取长补短，中西医结合治疗，脂肪肝的防治工作才能取得重大突破。

第九章　西 医 治 疗

一、饮食干预

1. 总体原则

脂肪肝患者戒酒是第一位的，同时进行科学有效的饮食干预。饮食干预总体原则是控制总热量摄入，摄入的热量仅需维持理想体重或肥胖患者体重减轻 5%～10%；合理分配营养素，总热量中糖类占 50%～60%，蛋白质占 10%～20%，脂肪不超过 30%，其中饱和脂肪酸、单不饱和脂肪酸与多不饱和脂肪酸之比为 1∶1∶1。

2. 饮食处方

（1）脂肪肝营养处方　　饮食治疗是绝大多数慢性脂肪肝患者最基本的治疗方法，也是预防和控制肝病进展及肝外并发症的重要措施。

（2）饮食治疗的目标　　尽可能使体重、腰围、血脂、血糖、血尿酸等指标维持在正常范围内；减轻或逆转肝脂肪沉积，尽可能使血清氨基转移酶和谷氨酰转肽酶水平降至正常；防治低血糖、酮症酸中毒、肝性脑病等急性并发症；防治或改善肝、心血管、肾等器官的慢性并发症；尽可能保持重要营养物质的需要量，以维持机体正常生长发育和日常社会活动的需要。

（3）饮食治疗的基本原则

1）限制每日总热量的摄入，每餐只吃七八成饱。

2）保证优质蛋白质的摄入，如牛奶（低脂）、瘦肉、鱼、鸡蛋等。

3）在控制总热量的前提下，适当摄入糖类（碳水化合物）。

4）主食“粗细搭配”，多吃粗粮，如红薯、玉米、荞麦、燕麦、薏苡仁、芸豆、红豆、绿豆等。

5）多吃蔬菜，适量吃水果，减少高脂肪、高胆固醇食物的摄入。

6）避免过量饮酒和不良饮食习惯，如不吃早餐，常喝含糖饮料，贪食甜点、油炸食品等高热量食物，以及经常外出就餐等。

（4）计算理想体重的方法　　标准体重（kg）= 身高（cm）–105 或［身高（cm）–100］×0.9；身高 160cm 以下人群，标准体重（kg）= 身高（cm）–100。2～12 岁儿童，标准体重（kg）= 年龄×2 + 8。

（5）评估肥胖的方法　　判断体重是否理想，通常以肥胖度［(实际体重–标准体重）/标准体重×100%］为依据。肥胖度在±10%范围，属正常，肥胖度大于 10% 为超重；肥胖度大于 20%为肥胖；肥胖度小于–10%为消瘦（营养不良）。

（6）合理控制总热量摄入　不同体型、不同劳动强度人群对热量的需求量不同见表 1。

表 1　不同体型/劳动强度热量需求表（$kcal·kg^{-1}·d^{-1}$）

劳动强度	体型消瘦	体型正常	肥胖
卧床休息	20～25	15～20	15
脑力/轻度体力劳动	35	25～30	20～25
中度体力劳动	40	35	30
重度体力劳动	40～45	40	35

（7）合理分配三大营养物质　在总热量一定的情况下，脂肪肝患者应坚持高蛋白、低脂肪和适量糖类（碳水化合物）饮食。

蛋白质提供的热量一般占总热量的 10%～20%，动物蛋白质与植物蛋白质各占 50%，正常的成年人每日每千克体重需要蛋白质 1.0～1.5g，其中 1/3 以上应为优质蛋白质。

脂肪所提供的热量一般应小于总热量的 30%。成年人每日每千克体重的脂肪摄入量为 0.4～0.8g，每日胆固醇摄入量一般控制在 300mg 左右（高胆固醇血症者为 150mg）。

糖类（碳水化合物）提供的热量应占总热量的 50%～60%，成年人每日可进食糖类（碳水化合物）200～350g 或更多。

（8）按照食品交换份来安排每日膳食　食品交换份表见表 2。

表 2　食品交换份表

组别	类别	每份重量（g）	热量（kcal）	蛋白质（g）	脂肪（g）	糖类（g）
谷薯组	谷薯类	25	90	2.0		20.0
菜果组	蔬菜类	500	90	5.0		17.0
	水果类	200	90	1.0		21.0
肉蛋组	豆制品类	25	90	9.0	4.0	4.0
	奶制品类	160	90	5.0	5.0	6.0
	肉蛋类	50	90	9.0	6.0	
油脂组	坚果类	15	90	1.0	7.0	2.0
	油脂类	10	90		10.0	

一份谷薯类可以是馒头 30g，土豆 100g，挂面 25g，也可以是面包 35g，窝头 35g，大米饭 130g。

一份蔬菜类可以是黄瓜 500g，青椒 350g，蒜苗 250g，油菜 500g，也可以是胡萝卜 500g，西红柿 500g，圆白菜 500g。

一份水果类可以是苹果200g，橘子200g，梨200g，也可以是西瓜500g，香蕉150g。

一份豆制品类可以是腐竹 20g，大豆 25g，豆腐干 50g，也可以是北豆腐 100g，南豆腐 150g，豆浆 400g。

一份奶制品类可以是奶粉 20g，奶酪 25g，也可以是牛奶 160g，无糖酸奶 130g。

一份肉蛋类可以是带壳鸡蛋 60g，瘦肉（猪、牛、羊）50g，兔肉 100g，也可以是鱼肉 80g，虾 100g，火腿 20g。

一份坚果类可以是核桃 15g，花生仁 15g，也可以是杏仁 25g，葵花籽 25g，南瓜子 40g。

一份油脂类可以是植物油 10g，也可以是猪油 10g，黄油 10g。

（9）合理安排一日三餐　在每日总热量明确的情况下，早餐、午餐和晚餐可按30%、40%、30%的比例分配。糖类摄入应适量；蛋白质摄入应充足；脂肪摄入应限量；科学选择食用油：富含单不饱和脂肪酸的油脂主要为植物油，如橄榄油、菜籽油、茶油、各种坚果油（除核桃油外）等，这些油脂一般不会升高血胆固醇水平。

健康成人每天胆固醇的摄入量应低于 300mg；伴有疾病的高胆固醇血症患者，每天胆固醇摄入量应低于 150mg。

不同热量饮食所推荐的食品交换份安排见表 3。

表 3　不同热量饮食所推荐的食品交换份安排

热量(kcal)	交换份	谷薯类份（g）	菜果类份（g）	肉蛋豆类份（g）	乳类份（g）	油脂类份（g）
1600	18	10（250）	1（500）	3（150）	1.5（250）	2（2）
1800	20	12（300）	1（500）	3（150）	1.5（250）	2（2）
2000	22	14（350）	1（500）	3（150）	1.5（250）	2（2）
2200	24	16（400）	1（500）	3（150）	1.5（250）	2（2）

（10）同时应掌握以下原则　适量进食水果；因饮料糖含量过高，应避免饮用；饮茶在一定程度上对脂肪肝患者有利；日常生活应避免过饮过食；节食减肥应遵专业医师指导。

二、运动干预

运动干预主要是通过运动来消耗体内多余热量。运动能提高机体氧化利用脂肪酸的能力，加速人体的新陈代谢，增加能量消耗，促进脂肪氧化分解从而减少体内脂肪含量，减轻体重。人在运动时需要消耗大量能量。人体内有三大供能系统，分别是ATP-CP 系统、糖酵解系统和有氧氧化系统。短时间大强度的运动主要依靠 ATP-CP 系统和糖酵解系统供能，中小强度长时间的运动主要依靠有氧氧化系统供能。机体利用糖、脂肪、蛋白质氧化分解释放能量合成 ATP 的过程称为有氧氧化系统。因此，要

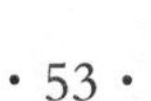

想通过运动减肥消耗脂肪则需尽可能地采用有氧氧化系统供能，即在有氧且运动时间足够长的条件下提高脂肪的氧化利用率。

1. 总体原则

运动提倡个体化方案，根据不同的人群制定不同的方案。并倡导中低强度的有氧运动，同时需遵循有氧运动的四个原则：循序渐进、因人而异、全面发展、持之以恒。

运动疗法是脂肪肝综合治疗的重要组成部分。在合并肥胖、高脂血症、2 型糖尿病等营养过剩性脂肪肝的治疗中，运动锻炼的重要性仅次于饮食控制。运动是机体消耗热量的最佳方法，运动是消耗多余热量的重要途径。例如，卧床休息每小时消耗60kcal 热量，坐着休息每小时消耗 140kcal 热量，做家务每小时消耗 150～250kcal 热量，散步每小时消耗 210kcal 热量，中等速度行走每小时消耗 300kcal 热量，中等速度骑自行车每小时消耗 660kcal 热量。

（1）体育运动的七大好处

1）加快血液循环，促进组织新陈代谢。

2）促进体内脂肪分解，减轻体重。

3）改善葡萄糖代谢，提高细胞对胰岛素的敏感性，减轻 IR，从而改善患者的血糖水平。

4）调节血脂。

5）缓解轻中度高血压。

6）改善呼吸、循环功能，增强抵抗力，提高身体适应性和劳动能力。

7）减轻精神紧张，消除焦虑，增强自信心，提高生活质量。

（2）五类脂肪肝患者不宜运动

1）合并严重疾病的营养过剩性脂肪肝患者。

2）合并频发室性期前收缩、心房颤动、室壁瘤、肥厚性梗阻型心肌病、扩张型心肌病、应用洋地黄或β-受体阻滞剂等药物的脂肪肝患者，应尽量减少运动。即使可以运动，也必须严格控制运动量和运动持续时间，并在运动过程中密切观察。

3）患恶性营养不良、甲状腺功能亢进、肺结核等全身消耗性疾病的患者。

4）因药物、酒精和毒物导致脂肪肝者不宜运动。

5）急性脂肪肝患者应限制活动，卧床休息。

（3）制定运动处方的原则　①个体化；②以体力为基础；③循序渐进；④确定运动强度；⑤持之以恒。

（4）脂肪肝患者宜选择有氧运动　脂肪肝患者的运动治疗以锻炼全身体力和耐力为目标，宜选择全身性、中等强度、较长时间的有氧运动，适当配以短时间、能承受的无氧运动。脂肪肝患者最适用的有氧运动有以下两种。

1）快步走：步行自始至终都是有氧运动，且不需要特殊的场地，也不需要特定的器械，利用计步器，达到一日规定步数即可，简单易行，容易坚持。同时，步行运动强度较小，比较安全，特别适合年龄较大、身体较弱的患者。脂肪肝患者宜从慢速

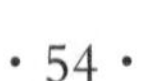

步行开始，逐渐增加步行速度，直到达到每分钟115～125步。开始时，每日步行5000步，以后逐渐增至7000～10 000步，进而快步行走，逐渐增加运动量。可遵循“3、5、7”原则，即每日步行3000米（半小时内），每周5次，每次步行后的心率与年龄之和应为170。

2）游泳：有较好的减脂效果。

（5）合理调控运动强度　运动过程中要监测心率。运动过程中的心率是反映运动强度可靠而简易的生理指标。目标心率可以用170–年龄（次/分）来预估，最高不超过200–年龄（次/分）。脂肪肝患者在运动时，心率至少应维持在每分钟100次以上。若锻炼后，心率和预估值差不多，说明运动量合适；若低于预估值5次，说明运动量可能过小；超过预估值5次，说明运动量可能过大。

（6）运动时间有讲究

1）持续时间不宜过短：想要有满意的降脂减肥效果，一次运动持续的时间至少应在20分钟以上。在有氧运动过程中，脂肪供能比例存在时间依赖性，随着运动时间的延长，脂肪供能比例逐渐上升。

2）运动时段无特别要求：需注意，进食后不要立即运动，运动后不要立即进食。

（7）运动频率应合适　脂肪肝患者应坚持每天进行中等强度、较长时间的有氧运动。

（8）运动注意事项　①运动装备要合适；②准备活动要充分；③注意保暖；④严格遵循运动处方运动；⑤注意补水；⑥选择合适的运动场地；⑦运动后要做整理活动；⑧随身携带医疗卡；⑨出现不适，逐渐停止运动；⑩预防低血糖。

2. 具体方法

（1）运动项目　比较理想的运动项目是大肌肉群参与的、动力性、节律性的有氧运动，如慢跑、步行、游泳、有氧操、体育游戏及娱乐性球类项目等。有氧运动有助于提高肥胖症患者的身体功能，增强心肺功能，维持能量平衡。与此同时，辅以一定的力量练习可以明显降低患者体内脂肪含量，增加肌肉力量。在运动项目的选择上应避免长时间单一的运动项目，可以根据参与者的兴趣爱好灵活选择几种运动项目搭配的方式。

（2）运动强度　很多脂肪肝患者伴有肥胖症，由于体重过重，身体负担过大，膝关节和踝关节存在陈旧性的半月板损伤和韧带损伤，无法耐受大强度的运动。因此，建议采用中低强度有氧运动，而非大强度运动。因为大强度运动主要是依靠糖来供能，几乎不消耗脂肪，且无氧代谢产物——乳酸的积累易导致机体疲劳，运动持续时间短。而中小强度有氧运动是以有氧代谢为主供能，运动可持续较长时间。随着运动时间的延长，脂肪供能比例增加，能量消耗增多，能够取得明显的效果。符合这种运动的方式有快步走、慢跑、游泳、健美操、太极拳、骑自行车等。需合理安排运动强度、次数与持续时间：运动强度是否合适可通过主观感觉和运动时的有效心率（脉搏）客观判定。对于体弱的中老年人，每周运动4～5次，每次持续20～

30分钟；体强的中年人，每周3次或隔日1次，每次持续40~60分钟。我们推荐在日常运动的基础上，每日增加快步走5000～10 000步，速度不低于每分钟100步（相当于每分钟50米，每天步行1～1.5小时），脉搏达到每分钟120～130次，活动后疲劳感在10～20分钟渐消失。若每周锻炼以5天计，仅此1项计算每周运动量（METs-h/周）为耗氧量÷3.5×每周锻炼小时数＝（50×0.1＋8.5）÷3.5×1.5×5＝28.93。

三、药物治疗

1. 减肥药物

奥利司他是目前唯一的一种减肥非处方药物（OTC），它被越来越广泛地应用于肥胖患者的减重过程中，在对内分泌失调性肥胖患者实施治疗的过程中，膳食疗法与奥利司他联合应用不仅仅可以通过对早、中、晚三餐饮食结构的调整降低患者脂肪等相关物质的摄入量，同时也可以通过药物降低患者对脂肪的摄入，降低患者的体重，进而达到最佳的体重控制和治疗效果。有研究显示奥利司他可改善NAFLD患者的ALT水平，同时减轻肝脂肪变性。

奥利司他的作用机制：它是一种长效且强效的特异性胃肠道脂肪酶抑制剂，通过与胃、小肠腔内的脂肪酶活性丝氨酸部位形成共价键而使酶失去活性，失活的酶不能将食物中的脂肪分解为可以被人体吸收的游离脂肪酸和甘油，从而减少脂肪摄入，发挥减重作用。

奥利司他的不良反应：胃肠道不良反应是服用奥利司他后常见不良反应，主要表现为便秘、腹痛、腹泻、头晕、月经紊乱、皮疹等，这与其抑制胃肠道脂肪酶活性的机制密切相关。奥利司他可能存在重度肝损伤风险，故建议医师和药师按说明书指导患者正确用药，注意患者是否在用药时发生与严重不良反应相关的症状，一经发现应及时进行检查和治疗。近年来，有学者报道了服用奥利司他并发胰腺炎的案例。奥利司他引起的高草酸尿症和草酸盐肾病在临床上较为少见。其机制可能与其抑制胃肠道脂肪酶有关。脂肪吸收障碍导致肠道中未被人体吸收的脂肪和结合钙增加，游离草酸的含量增加且被人体吸收，造成高草酸尿症和草酸盐肾病。长期以来，奥利司他被认为有引发结肠癌的危险，其原因为奥利司他可使异常隐窝灶（AGF）的发生率明显增加，而AGF通常被认为是结肠癌的早期阶段。

2. 胰岛素增敏剂

（1）噻唑烷二酮类

1）2016年欧洲肝病指南中提出二甲双胍用于治疗NASH的组织学疗效证据不足。二甲双胍对肝脂肪作用很弱，因为从短期来看它不能恢复血清脂联素水平。噻唑烷二酮类具有胰岛素增敏的作用，其不良反应包括体重增加，女性骨折及罕见的充血性心力衰竭。但是目前临床上合并2型糖尿病的患者，使用二甲双胍治疗取得了不错的临床疗效，同时也有将二甲双胍联合其他药物应用于NASH患者的案例，也有比较多的

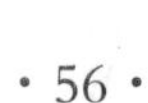

基础实验研究证实了二甲双胍在动物模型上对 NASH 的效果。因此需要长期的临床观察随访以进一步判断其效果。

2）《非酒精性脂肪性肝病防治指南》（2018 年更新版）指出吡格列酮可用于特定的 NASH 患者，尤其是 2 型糖尿病患者。

盐酸吡格列酮的作用机制：它是一种胰岛素增敏剂，可通过改善胰岛素信号传导过程中某些基因的表达来增加胰岛素敏感性，治疗 IR；还可通过减少肝对游离脂肪酸的利用及减少脂肪细胞释放 TNF-α，减轻肝脂肪变性和炎性细胞浸润，进一步减轻炎症和纤维。

盐酸吡格列酮的不良反应：其不良反应主要有低血糖、水肿等。其他不良反应还有上呼吸道感染、头痛、胃出血、头晕、视物模糊、胃部不适、恶心、腹痛等。此外，也有体重增加的报道。心血管事件仍在跟踪研究之中，需有新的研究不断确认。

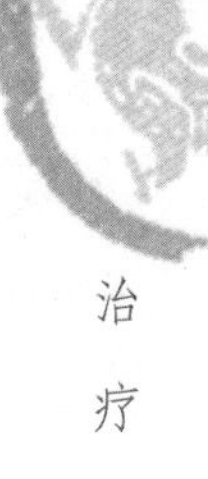

（2）利拉鲁肽　是基于肠促胰酶素的胰高血糖素样肽-1（PPI-1）类新型抗糖尿病药物，具有良好的降糖效果和较少的低血糖风险。目前，越来越多的证据显示利拉鲁肽可以改善 IR，提高胰岛素敏感性；利拉鲁肽可显著降低糖尿病大鼠肝内脂质的含量，减轻糖尿病大鼠肝脂肪变性；利拉鲁肽在降低体重的同时，也降低了肝脂肪含量及 ALT。因此，近年来利拉鲁肽在临床应用广泛。

作用机制：利拉鲁肽主要在糖类作用下释放入血液，可以促进胰岛 B 细胞增殖分化，刺激胰岛素合成与分泌，抑制了胰高血糖素的分泌，同时能够抑制食欲、延缓胃排空，减轻患者体重。同时它属于葡萄糖依赖性肠促胰素，能够增加脂肪酸氧化过程，改善肝脂肪病变程度和氧化应激反应，对 NAFLD 可以起改善作用，同时其调节血脂机制可能是通过增加肝 APOE 蛋白表达或者上调脂联素水平来降低体内三酰甘油和总胆固醇浓度，减少了低密度脂蛋白胆固醇合成。此外，由于利拉鲁肽属于葡萄糖浓度依赖方式来降低血糖浓度，所以当血糖较高时它会发挥降糖作用，当血糖恢复正常后则不会再进一步降低血糖，即患者血糖越高降糖效果越理想，因此应用该药物时基本不会出现低血糖情况。

3. 抗氧化剂

（1）熊去氧胆酸　近年来熊去氧胆酸常规治疗胆石症及胆汁淤积性肝病合并脂肪肝患者时发现其能够改善脂肪肝影像学表现，明显缓解症状，对脂肪肝具有较好疗效。熊去氧胆酸具有促进胆酸分泌、改变人体胆酸池组成、改善脂代谢、促进胆固醇排泄与转化的作用；具备抗氧化、保护细胞、调节免疫力、保护肝功能的作用；熊去氧胆酸能有效缓解患者临床症状、安全性高、毒副作用小，具有降低血脂、保护肝细胞的作用。它是 NAFLD 临床治疗的一种选择。

（2）奥贝胆酸　由意大利佩鲁贾大学授权美国 Intercept 制药公司研发，其为强效的 FXR 选择性激动剂（EC_{50} = 99nmol/L），且有高亲脂性，但不会引起胆汁淤积。在大鼠胆汁淤积和肝纤维化模型中，奥贝胆酸被证明可抵抗胆汁淤积活性（预防胆汁流动的障碍）、逆转纤维化和肝硬化，以及降低门静脉高压的活性。奥贝胆酸针对系列肝炎相关疾病的临床开发正相继开展，因其积极的临床中后期数据，FDA 已授予其突破性疗法认定。在治疗 NASH 适应证方面，奥贝胆酸后期临床研究正在进行。据II期临床试验（FLINT）的中期分析显示，奥贝胆酸治疗组（72 周，25mg/d）在主要组织学终点指标（定义为在至少两个点的 NAFLD 活动积分下降，同时没有纤维化现象）上显示出具有统计学意义的显著改善：治疗组 45% 的患者（50/110）对比安慰组 21%（23/109）。它能够改善患者的 IR，其主要问题是低密度脂蛋白胆固醇升高和瘙痒症。

（3）己酮可可碱　是甲基黄嘌呤衍生物，能抑制肿瘤坏死因子（TNF）、白细胞介素 1（IL-1）、白细胞介素 6（IL-6）的生成，减少氧自由基生成，减少炎症及组织损伤，可用于 NAFLD 的治疗。

实验研究表明，通过高脂饮食复制 NAFLD 模型，使用己酮可可碱进行干预实验。己酮可可碱可能通过对肿瘤坏死因子的抑制作用从而下调 NAFLD 肝细胞 UCP2 表达等机制，提高肝细胞能量储备。研究发现下调肝 UCP2 表达，提高肝细胞能量储备后对 NAFLD 的发生、发展有干预作用。

（4）多烯磷脂酰胆碱　是由大豆中提取的磷脂精制而成，其主要活性成分是 1, 22-二亚油酰磷脂酰胆碱（DLPC，人体不含），约占 52%。多烯磷脂酰胆碱是临床上常用的护肝药物，在脂肪肝的治疗中应用尤为广泛。有研究表明，多烯磷脂酰胆碱对脂肪肝患者具有良好的治疗效果，能改善患者的临床症状和体征，具有防止患者组织学恶化的趋势。

多烯磷脂酰胆碱的作用机制：多烯磷脂酰胆碱具有高强度抑制肝脂肪沉积的药效学效应。多烯磷脂酰胆碱能改善肝脂肪代谢失衡这一脂肪肝形成的主要启动因素，并降低 FFA 毒性。脂联素（APN）是目前已知的唯一一个与肥胖呈负相关的脂肪分泌蛋白，在肥胖者脂肪组织中的基因表达明显降低。低脂联素血症与肥胖和 IR 存在密切联系，可能是导致 NAFLD 发生的重要因素之一。实验研究表明：多烯磷脂酰胆碱能提高血清 ADP 含量，改善游离脂肪酸代谢路径而降低 FFA 和肝脂肪含量，对脂肪肝大鼠肝组织脂质沉积有高强度抑制效应。其改善血清脂联素水平后，引起以下两方面的变化：①提高血清脂联素水平，进而抑制脂肪酸合成的两个关键酶 ACCase 和 FAS，使脂肪酸合成减少；②通过减少 Malony1-CoA 含量，激活 CPT-1 活性，刺激脂肪酸氧化。最终降低肝 FFA 含量，减少内源性 TG 的合成，改善肝脂肪代谢失衡这一脂肪肝形成的主要启动因素及降低 FFA 毒性。

多烯磷脂酰胆碱的不良反应：多烯磷脂酰胆碱有过敏、静脉炎等不良反应，偶见头痛、高热等，这与用药方式、用药指征的掌握有关，应引起广大医护人员的注意，严格掌握本品的适应证和禁忌证，口服药物较静脉用药相对安全。

4. 他汀类药物

他汀类药物，即 3-羟基-3-甲基戊二酰辅酶 A 还原酶抑制剂，是目前国内外研究最多的调脂药物，也是临床调脂治疗中广泛应用于降低胆固醇和心血管事件的一线药物。从理论上讲，他汀类药物在调节血脂的同时，还可促进脂质在肝内蓄积，使血脂

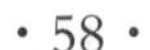

集中在肝代谢，加重肝负担，进而损害肝功能。但大量临床实验证明他汀类药物可以安全应用于防治心血管并发症，甚至可以应用于慢性肝病。同时研究证实他汀类药物除具有降脂作用外，还有抗炎、抗氧化、调节免疫、抗感染等作用，NAFLD/NASH疾病进展与肝细胞脂肪变性、氧化、炎症等反应密切相关。NAFLD 患者使用他汀类药物不仅不会增加肝毒副作用，甚至能降低肝氨基转移酶水平及 NAFLD/NASH 相关的心血管疾病死亡率，减轻肝脂肪变性程度，同时可能对延缓肝纤维化有一定的疗效。

肝脂肪变性是 NAFLD/NASH 病理改变的主要特征，也是疾病诊断必不可少的条件之一。临床上常用腹部超声、CT 和肝活检等手段，通过肝超声信号改变，肝/脾 CT 密度比值，NAFLD 活动性评分（nonalcoholic fatty liver disease activity score，NAS）等方法对肝脂肪变性治疗效果进行评估。脂代谢异常是 NAFLD/NASH 的危险因素之一。外周血脂含量的异常引起肝细胞内脂质过量沉积，加重肝脂肪变性。他汀类药物，主要通过抑制胆固醇合成的限速酶发挥调脂作用。近年来，越来越多的临床研究数据表明：他汀类降脂药物能有效减轻肝脂肪变性程度，有效延缓 NAFLD 的疾病进展。2012 年美国发布的《NAFLD 诊疗指南简介》和 2015 年 JSGE 发布的《NAFLD/NASH 循证医学临床治疗指南》均指出：他汀类药物能够用于 NAFLD/NASH 患者血脂紊乱的治疗。在 NAFLD/NASH 患者中，无论是合并血脂异常者还是合并肝内氨基转移酶轻度升高的患者，使用中小剂量他汀类药物均能减轻肝脂肪变性及其炎症程度，有效延缓 NAFLD 的疾病进展。

尽管他汀类药物对 NAFLD/NASH 减轻肝脂肪变性及炎症有一定的疗效，但是，他汀类药物的肝毒性也一直备受关注，肝酶增高与他汀类药物呈剂量依赖性，同时他汀类药物造成严重的肝损伤导致肝移植甚至死亡的病例非常罕见。

他汀类药物能部分抑制 NAFLD 肝纤维化进展。NAFLD/ NASH 疾病的致死原因除了心血管疾病外，其次是肝外恶性肿瘤和肝硬化。其中 NAFL 进展很慢，研究证实他汀类药物不仅能安全用于 NAFLD/NASH，不增加肝毒副作用，并且能减轻肝脂肪变性程度，对抑制肝纤维化进展可能存在一定的疗效。有动物实验研究表明：他汀类药物能通过抑制 JNK 信号通路来降低生长因子 β（GF-β）、TNF-α 等炎症因子发挥抗炎抗氧化作用，抑制肝细胞炎症反应及肝纤维化进展。

5. 益生菌

近年来，越来越多的证据显示肠道菌群失调是导致脂肪肝的重要内因之一，通过益生菌调节肠道菌群有可能成为脂肪肝的临床辅助治疗手段。人类肠道菌群包含 1000 多种细菌，总数达 1×10^{14}，质量 1～2kg，其基因总数超过了宿主基因总数的 150 倍。肠道与肝在解剖结构和功能方面关系密切，被称为“肠-肝轴”。肝 70% 左右的血液供应通过门静脉来自肠道，因而长期暴露在肠源性抗原、细菌和细菌产物中。肠道菌群与脂肪肝的关系在早期病例和动物实验中有所体现。肠道菌群可受到膳食习惯、生活方式、年龄、宿主基因类型、药物使用等多方面因素的影响，是在数量和种类上不断变化的动态混合。肠道菌群与宿主之间通过肠道黏膜的对话与互动对免疫系统的建立和成熟十分关键，而由膳食（如高脂、高果糖膳食）等因素引起的菌群失调则可扰乱其与宿主之间的平衡关系，从而影响肠黏膜屏障功能，造成细菌和细菌内毒素向门静脉循环转移并触发致炎性因子的释放，对肝造成损伤。益生菌在改善脂肪肝症状方面的具体作用机制包括以下几方面：①提高宿主免疫能力；②抑制细菌在肠道黏膜的吸附作用，防止其进入上皮细胞；③保持肠道黏膜正常通透性，防止细菌移位；④通过竞争抑制甚至去除导致 SIBO 的菌种；⑤通过改变细胞因子信号抑制有害细菌的促炎性作用；⑥直接降低促炎因子如 TNF-α。

6. 保肝降酶类药物

（1）双环醇片　可诱导肝 ADH 活性，加速乙醇、乙醛代谢，并增加肝 GSH 含量，提高机体的抗氧化能力，保护肝细胞，调控 HDL 和 LDL 水平，加速脂肪转运，从而起到防止脂肪肝形成的作用。

（2）甘草酸制剂　是当前肝病领域中用于抗炎保肝治疗的一线药物之一，目前市场上已经出现甘草酸单铵、复方甘草酸苷、甘草酸二铵、甘草酸二铵脂质体及异甘草酸镁等多种形式的产品。ALD 的发病机制与自由基损伤、脂质代谢紊乱和氧化应激有关，其主要治疗是病因治疗（戒酒），在此基础上应用甘草酸制剂可改善肝生化指标。NAFLD 包括 NAFL、NASH 和脂肪性肝硬化。NAFL 为良性可逆性病变，但进展至脂肪性肝炎后，发生肝纤维化、肝硬化的概率显著增高。NAFLD 的治疗以改变生活方式、控制体重、改善 IR 和纠正代谢紊乱等基础治疗措施为主。我国相关指南目前虽不推荐 NAFLD/NASH 患者常规使用保肝药物，但指出在基础治疗前提下，甘草酸等保肝药物可作为辅助治疗：①肝组织学确诊的 NASH 患者；②临床及实验室检查提示可能存在明显肝损伤和（或）进展性肝纤维化者；③拟用其他有可能或已造成肝损伤的药物而影响基础治疗方案实施者；④合并嗜肝病毒现症感染或其他肝病者。疗程通常需要 6～12 个月以上。

（3）水飞蓟宾　水飞蓟为菊科植物水飞蓟的果实，用于保肝及治疗各证型肝炎有确切疗效。水飞蓟宾是从水飞蓟中提取的有效成分，药理研究发现，水飞蓟宾具有清除活性氧，对抗脂质过氧化，维持细胞膜的流动性，抑制 NO 产生及其与 O^{2-}的结合，保护肝细胞膜，促进肝细胞修复、再生，免疫调节，抗肝纤维化等作用。这些效应能从多个靶点入手，有效阻抑脂肪肝发生的相应环节，从而在整体水平上产生比较好的疗效。

四、外科治疗

重度肥胖患者单纯依靠运动、节食或药物等传统治疗方法虽有一定疗效，但由于长期的生活方式干预难以坚持、药物依从性不高且存在体重反弹的风险，保守治疗的疗效很难维持，因此相关指南推荐减肥代谢手术。对于生活方式改善和药物治疗无反应的患者，可通过减肥手术来减轻体重，并减少代谢并发症。近年来减肥代谢手术是目前公认的长期而稳定的减重方法，且能有效缓解甚至治愈肥胖相关并发症。目前常见的是腹腔镜下袖状胃切除术（LSG），其作为一种限制性减重手术，因其操作相对简便，不改变胃肠道生理构造，手术风险低，手术相关并发症少，现已成为外科减重的常见术式。

大量临床研究已经证实 LSG 是一个安全有效的减重及降糖措施，可有效控制血糖、改善 IR 及胰岛素敏感性。大量的研究发现减肥代谢手术可显著改善脂肪变性、炎症及肝纤维化。作为代谢外科的重要术式，LSG 对 NAFLD 影响的研究也在近年得到开展。

五、肝移植

现有的研究提示，大多数 NAFLD 是一个良性病变，但一些患者可进展为肝硬化、肝衰竭和肝细胞癌（HCC）。综合不同的研究显示，约 20%的 NASH 患者可进展为肝硬化，其中 30%～40%死于肝相关疾病，部分发生亚急性肝衰竭和 HCC 而需要进行肝移植。达到肝衰竭标准的患者进行肝移植是有效的；但是移植后脂肪肝可复发，病态肥胖患者可能拒绝手术。

六、《酒精性肝病防治指南》（2018 年更新版）对酒精性肝病的治疗建议

1. 评估方法

有多种方法用于评价 ALD 的严重程度及近期存活率，主要包括 Child-Pugh 分级、凝血酶原时间–胆红素判别函数（Maddrey 判别函数）及终末期肝病模型（MELD）积分等，其中 Maddrey 判别函数有较高价值，其计算公式：4.6×PT（s）差值＋TBil（mg/dL）。

2. ALD 的治疗原则

戒酒和营养支持可减轻 ALD 的严重程度；改善已存在的继发性营养不良和对症治疗酒精性肝硬化及其并发症。

（1）戒酒　是治疗 ALD 最重要的措施，戒酒过程中应注意防治戒断综合征（包括酒精依赖者，神经精神症状的出现与戒酒有关，多呈急性发作过程，常有四肢抖动及出汗等症状，严重者有戒酒性抽搐或癫痫样痉挛发作）。

（2）营养支持　ALD 患者需良好的营养支持，在戒酒的基础上应提供高蛋白、低脂饮食，并注意补充 B 类维生素、维生素 C、维生素 K 及叶酸。

3. 药物治疗

1）糖皮质激素可改善重症酒精性肝炎患者的生存率。

2）美他多辛可加速酒精从血清中清除，有助于改善酒精中毒症状和行为异常。

3）腺苷蛋氨酸治疗可以改善酒精性肝病患者的临床症状和生物化学指标。多烯磷脂酰胆碱对酒精性肝病患者有防止组织学恶化的趋势。甘草酸制剂、水飞蓟宾类、多烯磷脂酰胆碱和还原性谷胱甘肽等药物有不同程度的抗氧化、抗炎、保护肝细胞膜及细胞器等作用，临床应用可改善肝生化指标。双环醇也可改善酒精性肝损伤。但不宜同时应用多种抗炎保肝药物，以免加重肝负担及因药物间相互作用而引起不良反应。

4）酒精性肝病患者肝常伴有肝纤维化的病理改变，应重视抗肝纤维化治疗。对现有多个抗肝纤维化中成药或方剂，今后应根据循证医学原理，按照新药临床研究规范（GCP）进行大样本、随机、双盲临床试验，并重视肝组织学检查结果，以客观评估其疗效和安全性。

5）积极处理酒精性肝硬化的并发症（如门静脉高压、食管胃底静脉曲张、自发性细菌性腹膜炎、肝性脑病和肝细胞肝癌等）。

6）严重酒精性肝硬化患者可考虑肝移植，但要求患者肝移植前戒酒3～6个月，并且无其他脏器的严重酒精性损害。

七、《非酒精性脂肪性肝病防治指南》（2018年更新版）对非酒精性脂肪性肝病的治疗建议

1. 健康宣传教育，改变生活方式

通过健康宣教纠正不良生活方式和行为，参照代谢综合征的治疗意见，推荐中等程度的热量限制，肥胖成人每日热量摄入需减少2092～4184kJ（500～1000kcal）。改变饮食组分，建议低糖低脂的平衡膳食，减少含蔗糖饮料及饱和脂肪和反式脂肪的摄入并增加膳食纤维含量；中等量有氧运动，每周5次，累计锻炼时间至少150分钟。通常需要有一定程度的体重下降才能有益于包括NAFLD在内的代谢综合征组分的康复。

2. 控制体质量，减少腰围

合并肥胖的NAFLD患者如果改变生活方式6～12个月体重未能降低5%以上，建议谨慎选用二甲双胍、西布曲明、奥利司他等药物进行二级干预。除非存在肝衰竭、中重度食管-胃静脉曲张者，重度肥胖症患者在药物减肥治疗无效时可考虑上消化道减肥代谢手术，NAFLD患者的血清酶谱异常和肝组织学损伤通常伴随体重下降而显著改善，但是最有效的减肥措施及减肥药物的安全性和如何防止体重反弹都有待进一步探讨。

3. 改善IR，纠正代谢紊乱

根据临床需要，可采用相关药物治疗代谢危险因素及其并发症。除非存在明显的肝损害（如血清氨基转移酶>3倍正常值上限）、肝功能不全或失代偿期肝硬化等情况，NAFLD患者可安全使用血管紧张素受体阻滞剂、胰岛素增敏剂（二甲双胍、吡格列

酮、罗格列酮）及他汀类等药物，以降低血压和防治糖脂代谢紊乱及动脉硬化。但这些药物对 NAFLD 患者血清酶谱异常和肝组织学病变的改善作用，尚有待进一步临床试验证实。

4. 减少附加打击以免加重肝损害

NAFLD 特别是 NASH 患者应避免体重急剧下降，禁用极低热量饮食和空-回肠短路手术减肥，避免小肠细菌过度生长，避免接触肝毒物质，慎重使用可能有肝毒性的中西药物和保健品，严禁过量饮酒。

5. 保肝抗炎药物防治肝炎和纤维化

保肝抗炎药物在 NAFLD 防治中的作用和地位至今仍有争论，目前并无足够证据推荐 NAFLD/NASH 患者常规使用这类药物。在基础治疗的前提下，保肝抗炎药物作为辅助治疗主要用于以下情况：①肝组织学确诊的 NASH 患者；②临床特征、实验室改变及影像学检查等提示可能存在明显肝损伤和（或）进展性肝纤维化者，如合并血清氨基转移酶增高、代谢综合征、2 型糖尿病的 NAFLD 患者；③拟用其他药物因有可能诱发肝损伤而影响基础治疗方案实施者，或基础治疗过程中出现血清氨基转移酶增高者；④合并嗜肝病毒现症感染或其他肝病者。建议根据疾病活动度、病期及药物效能和价格，合理选用多烯磷脂酰胆碱、水飞蓟宾、甘草酸制剂、双环醇、维生素 E、熊去氧胆酸、S-腺苷蛋氨酸和还原型谷胱甘肽等 1～2 种中西药物，疗程通常需要 6～12 个月以上。

6. 积极处理肝硬化的并发症

根据临床需要采取相关措施防治肝硬化门静脉高压和肝衰竭的并发症。NASH 并发肝衰竭、失代偿期肝硬化及 NAFLD 并发肝细胞癌患者可考虑肝移植手术治疗。肝移植术前应全面评估代谢危险因素及其并发症，术后仍需加强代谢综合征组分的治疗，以减少 NAFLD 复发和提高患者的生存率。

第十章 中西医结合治疗方案

一、西医治疗

1. 治疗原则

脂肪肝的治疗目标为减肥、减少肝脂肪沉积，改善 IR，并减轻因“附加打击”而导致炎症和肝纤维化，从而改善患者生活质量、防治或延缓代谢综合征及其相关终末期器官病变；减少或防止肝硬化、肝癌及其并发症的发生。

2. 治疗

（1）ALD 的治疗 严重酒精性肝炎定义为 Maddrey 判别函数评分＞32 或终末期肝病模型（MELD）评分＞20。患者如存在全身炎症反应综合征，更易诱发急性肾损伤和多器官功能衰竭，这与预后不良有关。临床医生应采取适当措施预防肾损害，如避免使用肾毒性药物、慎用利尿剂、使用白蛋白或生理盐水扩容时机前移。酒精性肝炎患者常并发感染，故建议全面筛查感染指标作为常规检查项目。通过 Lille 评分评估酒精性肝炎患者对皮质类固醇的治疗应答。Lille 评分＞0.45 认为患者对皮质类固醇无应答，则应中止治疗。若患者对皮质类固醇无应答，且不符合早期肝移植指征，并伴有多器官功能衰竭，则考虑姑息治疗。当临床医生为终末期肝病患者制订治疗计划时，应考虑肝移植。不仅要评估近 6 个月戒酒情况，也要评估其他指标，以判断酒精性肝硬化患者肝移植的可行性。根据医院的具体政策和患者特征，考虑为体力虚弱而无法完成康复治疗的患者行肝移植。这些患者可在肝移植后完成康复治疗。肝移植受体每次访视期间均应询问饮酒情况及烟草等其他物质的使用情况。对于仍继续饮酒的患者，应量化饮酒量，以确定其危害。尽可能使用最低剂量的免疫抑制剂预防移植排斥反应。可以优先考虑使用西罗莫司和依维莫司，而不是其他免疫抑制药物。

（2）NAFLD 的治疗 参见第九章相关内容。

二、中医治疗

1. 中医辨证治疗

（1）肝郁脾虚证

治法：疏肝健脾。

方药：逍遥散加减。

当归、白芍、柴胡、茯苓、白术、炙甘草、生姜、薄荷。

加减：①腹胀明显，加枳壳、大腹皮；②乏力气短，加黄芪、党参。

（2）痰浊内停证

治法：祛湿化浊。

方药：胃苓汤加减。

苍术、陈皮、厚朴、泽泻、猪苓、茯苓、白术、肉桂。

加减：①周身困重等湿浊明显者加绞股蓝、焦山楂；②胸脘痞闷者加藿香、佩兰。

（3）湿热蕴结证

治法：清热化湿。

方药：三仁汤加茵陈五苓散。

杏仁、滑石、通草、白蔻仁、竹叶、厚朴、薏苡仁、半夏、茵陈、茯苓、泽泻、猪苓、桂枝、白术。

加减：①恶心呕吐明显加枳实、姜半夏、竹茹；②黄疸明显加虎杖；③胸脘痞满加苍术、车前草、通草。

（4）痰瘀互阻型

治法：活血化瘀、祛痰散结。

方药：膈下逐瘀汤合二陈汤。

桃仁、赤芍、乌药、延胡索、炙甘草、川芎、当归、五灵脂、红花、枳壳、香附、陈皮、半夏、茯苓、乌梅、生姜。

加减：①有胁肋刺痛加川楝子；②面色晦暗加莪术、郁金。

（5）脾肾两虚证

治法：补益脾肾。

方药：四君子汤合金匮肾气丸加减。

人参、茯苓、白术、甘草、熟地黄、山茱萸、山药、泽泻、丹皮。

加减：①腰膝酸软、头晕乏力加黄芪、续断、杜仲；②畏寒肢冷加附子、肉桂；③夜尿多加金樱子、海螵蛸；④大便溏泄加炒白扁豆、炒薏苡仁。

2. 中成药治疗

1）逍遥散类：主要成分为柴胡、当归、白芍、白术、茯苓、炙甘草、煨生姜、薄荷；具有疏肝解郁、健脾和营之功，用于肝郁脾虚证；每次6～9g，每日2～3次。

2）护肝片类：主要成分为柴胡、茵陈、板蓝根、五味子、猪胆粉、绿豆；具有疏肝理气、健脾消食、降低氨基转移酶之功，用于肝郁脾虚证；每次4片，每日3次。

3）血脂康：主要成分为红曲；具有除湿祛痰、活血化瘀、健脾消食之功，用于脾虚痰瘀阻滞证；每次2粒，每日2～3次。

4）绞股蓝总苷片：主要成分为绞股蓝总苷；具有养心健脾、益气和血、除痰化瘀、降血脂之功，用于气虚痰阻证；每次2～3片，每日3次。

5）壳脂胶囊：主要成分为甲壳、制何首乌、茵陈、丹参、牛膝；具有消化湿浊、

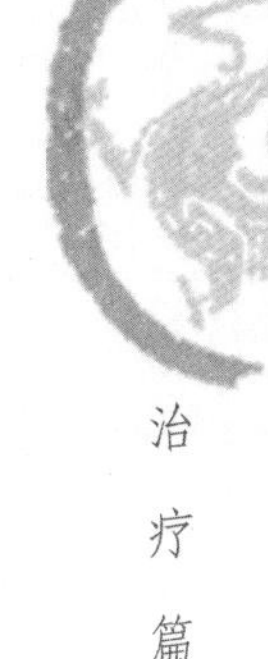

活血散结、补益肝肾之功，用于痰湿内阻、气滞血瘀或兼有肝肾不足郁热证；每次 5 粒，每日 3 次。

6）茵栀黄系列：主要成分为茵陈提取物、栀子提取物、黄芩苷、金银花提取物等；具有清热解毒、利湿退黄之功，用于湿热蕴结证；每次 10mL，每日 3 次。

7）强肝胶囊：主要成分为茵陈、板蓝根、当归、白芍、丹参、郁金、黄芪、党参、泽泻、黄精等；具有清热利湿、补脾养血、益气解郁之功，用于脾虚气滞、湿热内阻证；每次 3 粒，每日 3 次。

8）当飞利肝宁胶囊：主要成分为当药、水飞蓟；具有清利湿热、益肝退黄之功，用于湿热蕴结证；每次 4 粒，每日 3 次。

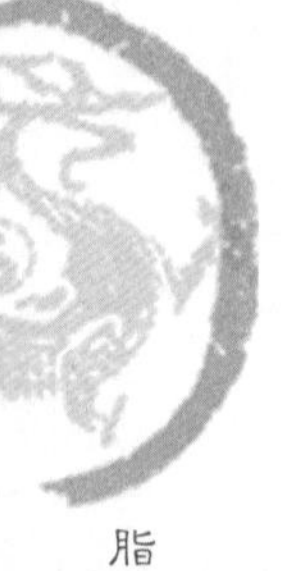

9）护肝宁片：主要成分为垂盆草、虎杖、丹参、灵芝；具有清热利湿、益肝化瘀、舒肝止痛、退黄、降低谷丙转氨酶之功，用于湿热蕴结证；每次 4～5 片，每日 3 次。

10）安络化纤丸：主要成分为地黄、三七、水蛭、僵虫、地龙、白术、郁金、牛黄、瓦楞子、牡丹皮、大黄、生麦芽、鸡内金、水牛角浓缩粉等；具有健脾养肝、凉血活血、软坚散结之功；对痰湿内蕴、气滞血瘀型的脂肪肝也有好的疗效；每次 6g，每日 2 次。

11）利肝隆颗粒：主要成分为郁金、茵陈、板蓝根、黄芪、当归、五味子、甘草、刺五加浸膏；具有疏肝解郁、清热解毒之功，用于湿热蕴结证；每次 10g，每日 3 次。

12）复方益肝灵：主要成分为水飞蓟宾、五仁醇浸膏；具有益肝滋肾、解毒祛湿之功，用于肝肾阴虚、湿毒未清证之氨基转移酶升高者；每次 4 片，每日 3 次。

13）六味五灵片：主要成分为五味子、女贞子、连翘、莪术、灵芝孢子粉等；具有滋肾养肝、活血解毒之功，用于治疗痰瘀互结证之氨基转移酶升高者；每次 3 片，每日 3 次。

14）大黄䗪虫丸：主要成分为大黄、土鳖虫、水蛭、虻虫、桃仁、苦杏仁、黄芩、地黄等；具有活血破瘀、通经消癥瘕之功，用于痰瘀互结证；每次 5g，每日 3 次。

15）扶正化瘀胶囊：主要成分为丹参、发酵虫草菌粉、桃仁、松花粉、绞股蓝、五味子（制）等；具有活血祛瘀、益精养肝之功，用于脂肪性肝纤维化属瘀血阻络、肝肾不足证者；每次 5 粒，每日 3 次。

16）鳖甲煎丸：主要成分为鳖甲胶、阿胶、蜂房（炒）、鼠妇虫、土鳖虫、蜣螂、硝石（精制）、柴胡、黄芩、半夏（制）、党参、干姜、厚朴（姜制）、桂枝、白芍（炒）、射干、桃仁、牡丹皮、大黄、凌霄花、葶苈子、石韦、瞿麦等；具有活血化瘀、软坚散结之功，用于痰瘀互结证；每次 3g，每日 2～3 次。

3. 中医特色治疗

中医特色治疗包括针刺疗法、腹部推拿疗法、穴位贴敷疗法、穴位注射疗法、按压法、灸法、穴位埋线法等。

1）针刺治疗：取丰隆穴、足三里穴、三阴交穴、阳陵泉穴、内关穴、肝俞穴、足三里穴、丰隆穴、关元穴、合谷穴、肾俞穴，以 1.5 寸毫针刺入。穴位加减：肝郁气滞者加太冲穴、行间穴，用泻法；痰湿困脾者加公孙穴、商丘穴，用泻法；瘀血内阻者加血海穴、地机穴，用泻法；肝肾两虚者加太溪穴、照海穴、复溜穴，用补法。每次取 12 个穴位，留针 30 分钟，每周 3 次，治疗 3～6 个月。

2）穴位注射：选取足三里穴、三阴交穴、丰隆穴，注射硫普罗宁注射液 2mL/次，每周 3 次，疗程 3～6 个月。

3）腹部推拿疗法：选取中脘穴、关元穴、水分穴、天枢穴，可采用点按、按揉方法轻柔、缓慢按摩，每天 1 次，每次 20～30 分钟，30 天为一个疗程。

4）穴位埋线：可选用双侧肝俞穴、阳陵泉穴、足三里穴、气海穴等以疏肝健脾、活血化瘀；左右两侧可交替使用，每周埋线一次，4 周为一个疗程，疗程 3～6 个不等。

5）红光治疗及电子生物反馈疗法：运用生物反馈技术，通过电磁波纠正肝紊乱的生物信息及能量传递，增加肝单位血流量，红细胞变形能力及氧交换能力，有效改善肝微循环，恢复肝免疫诱导因子的产生，促进药物吸收利用，从而促进肝病患者的康复。

6）穴位贴敷法：采用化湿降浊气类穴位敷贴剂（贴于患者期门穴、日月穴、中脘穴、神阙穴），辅以穴位按摩，隔日 1 次，每次敷贴 6 小时，30 天为一个疗程。

三、中西医结合治疗注意点

1. 重视饮食、运动、行为纠正方面的治疗

（1）饮食治疗原则　控制总能量和脂肪摄入，禁酒并少食刺激性食物，提高蛋白质的质和量，摄入适量碳水化合物，补充充足的维生素和矿物质，增加膳食纤维摄入，不能只吃素。

（2）运动治疗原则　虚证患者不建议进行大运动量活动；肥胖性脂肪肝患者如果合并急性心肌梗死、重度高血压、严重脑血管疾病和肾功能不全疾病应禁止运动；合并频发低血糖、肝肾功能损害、甲状腺功能亢进和心肌病应减少运动。实证患者除运动禁忌外，运动时间最好选择在下午或者晚上，最佳时间晚饭后 45 分钟，不主张晨练，中等量有氧运动如跑步、快走、健身操、游泳等才能达到促进脂肪代谢的效果。纠正以下不良行为，如饮食无规律，饮食不卫生，饮食过于油腻等；鼓励多参加户外活动，多行走，少坐车等。单纯性脂肪肝应进行饮食、运动和行为纠正方面的治疗。肥胖者还要适当控制体重，减少腰围，积极控制代谢综合征各组分，治疗糖尿病、高血压等原发病，改善胰岛素抵抗，纠正代谢紊乱。

2. 中医辨证论治主要强调健脾疏肝，化痰祛湿

常用方剂有逍遥散和二陈汤加减，常用药物：柴胡、广郁金、枳壳、白芍、人参、生黄芪、茯苓、白术、陈皮、半夏、绞股蓝、白芥子、莱菔子、全瓜蒌、荷叶、生薏

苡仁、浙贝母和甘草等；中成药选用逍遥散、护肝片、血脂康、绞股蓝总苷片和壳脂胶囊等。脂肪性肝炎的治疗：西医选择保肝抗炎类药物，如双环醇、还原型谷胱苷肽、水飞蓟宾类和多烯磷脂酰胆碱。中医辨证论治主要强调清热利湿祛瘀法，除上述方剂和药物外，常用方剂有茵陈蒿汤、膈下逐瘀汤、小承气汤，药物有茵陈、大黄、栀子、丹参、丹皮、赤芍、决明子、莪术，中成药选用茵栀黄口服液、强肝胶囊、当飞利肝宁胶囊、护肝宁片、胆宁片、利肝隆颗粒和复方益肝灵等。脂肪性肝硬化选用扶正化瘀胶囊、复方鳖甲煎丸等药物治疗。

四、疗效评价

疗效评价包括影像学疗效评价标准、肝脏脂肪含量测定疗效评价标准、血清学疗效评价标准、中医证候疗效评价方面。

1. 影像学疗效评价标准

以肝/脾 CT 值为评价指标。痊愈：肝形态及实质恢复正常；显效：减少二个级别，从重度恢复为轻度；有效：重度脂肪肝恢复为中度或中度脂肪肝恢复为轻度；无效：脂肪肝程度无改善。

2. 肝脏脂肪含量测定疗效评价标准

痊愈：肝恢复正常，肝 CAP 值小于 238dB/m；显效：减少二个级别，从重度恢复为轻度；有效：重度脂肪肝恢复为中度或中度脂肪肝恢复为轻度；无效：肝 CAP 值显示较前无变化或加重。

3. 血清学疗效评价标准

临床痊愈：ALT 及血脂各项指标恢复正常。显效：ALT 指标下降＞50%以上；血脂改善达到以下任何一项：总胆固醇（TC）下降≥20%，三酰甘油（TG）下降≥40%，HDL-C 上升≥0.26mmol/L。有效：ALT 指标下降＞30%但＜50%；血脂改善达到以下任何一项：TC 下降≥10%但＜20%，TG 下降≥20%但＜40%，HDL-C 上升≥0.104mmol/L 但＜0.26mmol/L。无效：ALT 指标下降＜30%，血脂无明显改善。

4. 中医证候疗效评价

疗效指数 =（治疗前积分–治疗后积分）/治疗前积分×100%。所有症状都分为无、轻度、中度、重度四级，在主证分别记 0、2、4、6 分，在次证则分别记 0、1、2、3 分。临床痊愈：主要症状、体征消失或基本消失，疗效指数≥95%；显效：主要症状、体征明显改善，70%≤疗效指数＜95%；有效：主要症状、体征明显好转，30%≤疗效指数＜70%；无效：主要症状、体征无明显改善，甚或加重，疗效指数＜30%。

第十一章　脂肪肝治疗特色

一、临床经验特色

《医方论》指出："人非脾胃无以养生。饮食不节，病即随之，多食辛辣则火生。多食生冷则生寒，多食浓厚则痰湿俱生。于是为积聚，为胀满，为痢疾，种种俱见。"《素问》曰："饮食自倍，肠胃乃伤""饮食有节……而尽终其天年，度百岁乃去；以酒为浆……故半百而衰也。"饮食为营养之源，恣食膏粱厚味，毫无节制，往往导致脾胃运化功能失常，清阳不升，浊阴不降，变生疾病。清代张志聪注《内经》曰："中焦之气，蒸津液化其精微……溢于外则皮肉膏肥，余于内则膏肓丰满。"《素问·通评虚实论》曰："甘肥贵人，则膏粱之疾也。"《临证指南医案》提到"而但湿从内生者，必其人膏粱酒醴过度"。

现代人随着生活节奏的加快，饮食结构有了较大的变化，饮食中富含较多脂肪，同时，饮酒作为一个不可忽视的问题，日益凸现。《医方类聚》认为酒有大热、大毒。清代王燕昌谓："好酒者，多上热、下湿、痰积。"在脂肪肝的发病中饮食所伤是非常重要的因素，其中包括嗜酒无度、饮食失节、过食肥甘等不节饮食或嗜食习惯。

人身之病多由于郁，元代王安道说："凡病之起也，多由乎郁，郁者滞而不通之义。"朱丹溪在《丹溪心法·六郁》中云："气血冲和，万病不生，一有怫郁，诸病生焉，故人身诸病，多生于郁。"正常时，肝主疏泄，调畅全身气机和情志，影响脾主运化和胃主受纳，且司藏血和调畅血行之职。若因饮食失节，或过食肥甘厚腻，或饮酒过度，湿热、酒毒内蕴；或情志失调，肝失疏泄，或外界湿热、毒邪直犯于肝；或年老体衰，病后体弱，正气不足，或脾胃失健，土壅木郁；或他病及肝等原因，均可影响肝的正常生理功能，而肝喜条达舒畅，更系富裕，失调者易肝气郁滞，则脏腑气血津液接受其害，其为病繁杂，辨证多端，为百病之始，诸郁之首。

《素问·阴阳应象大论》曰："人有五脏，化五气，以生喜怒悲忧恐。"人的情志活动与内脏之间有着密切的生理病理联系。情志导致的内伤发病，与个体的生活环境、性格、机体的气血、脏腑机能状态有关。这也与现代心理学中提倡的"社会-生物-心理"模式相呼应。随着社会竞争的加剧，因情志导致的疾病日益增多。《养性延命录》说："喜怒无常，过之为害。"《温热经纬》亦述："过逸则脾滞，脾气滞而少健运，则饮停湿聚矣。"气郁久则必见热，热郁则津液耗而不流，升降失机失度，初伤气分，久延血分。同时肝以阴血为体，以气为用，气郁不达，气病及血，可致气滞血瘀。而且气有余便是火，火为热之极，火热煎熬血液亦可成瘀。如清代王清任在《医林改错》中所云：血受热则煎熬成块。瘀血既生，肝又为藏血之脏，则积聚于肝，故《灵枢·邪气脏腑病形》云："邪在肝，则两胁中病。"若有所大怒，气上而不下，积于胁下则伤肝。现代社会不断发展，生活节奏逐渐加快，无论在城市还是农村，生存生活的压力较 20 世纪均有所增加，朱丹溪曰："气也，常则安……逆则惑，变则病，生痰动火，升降无穷，燔灼中外，血液激流，为积为聚。"脂肪肝的发病亦与情志失调有关。

根据邪正交争的理论，中医学认为，无论外感六淫，还是内伤七情、饮食劳逸，在正气旺盛，生理功能正常的情况下，不会导致人体发病。只有在正气虚弱，人体功能活动不能适应诸因素的变化时，才会成为致病因素，使人发病。也就是《内经》中所言"正气存内，邪不可干"。

现代医学表明，脂肪肝的发生是各种原因使肝脂肪代谢发生障碍，脂类物质的动态平衡失调，脂肪在肝组织细胞内贮积所致。中医认为脂膏源于水谷，属于津液的组成部分，并能化入血中，是人体营养物质。《灵枢·五癃津液别》曰："五谷之津液和合而为膏者。"清代张志聪在《黄帝内经素问集注》中云："中焦之气，蒸津液化其精微……溢于外则皮肉膏肥，余于内则膏肓丰满。"津血膏脂是由水谷化生，水谷的代谢是人体诸脏腑共同协调完成的复杂生理过程。膏脂的正常代谢有赖于脾胃功能的正常。脾为后天之本，气血生化之源，主运化水谷精微，即饮食入胃，经胃之"腐熟"和小肠的"化物"之后，脾将水谷精微运输到全身；脾又主水液，为胃行其津液，乃津液输布之枢纽。人之膏脂的化生、转运、输布与脾密切相关，《素问·经脉别论》指出："食气入胃，散精于肝，淫气于筋，食气入胃，浊气归心，淫精于脉，脉气流经，经气归于肺，肺朝百脉，输精于皮毛。"《灵枢·营卫生会》中说："人受气于谷，谷入于胃，以传于肺，五脏六腑，皆以受气，其清者为营，浊者为卫，营在脉中，卫在脉外。"其说明膏脂在脾胃等脏腑的共同作用下化生转运输布，和调于五脏，洒陈于六腑，充养周身百骸。如各种因素影响到脾的正常功能，均可能导致膏脂的运化失常，阻滞于肝脉。临床多见饮食不节，过食肥甘，嗜酒过度而致脾胃受损，脾气壅滞，气机被遏；或者由脏腑功能失调，三焦气化不及，脾失运化，水谷精微不化，水聚成湿，不能化脂降浊，膏脂痰浊瘀阻肝脉而发为本病。脾为生痰之源，过度饮食损伤脾胃酿湿生痰，以致肝失疏泄、脾失健运、湿热内蕴、痰浊内生、日久瘀阻肝络，诱发本病。

七情致病，既可以直接伤及内脏，引起脏腑功能紊乱；也可导致气机升降失调，影响水液代谢、血液运行，而变生痰瘀。脂肪肝发生的病机与脾胃气虚，痰浊内生，病久化瘀，痹阻血络，浸淫肝脉密切相关。《素问·宝命全形论》载"土得木而达之"，肝气条达，气机通畅，则气血运行，脾胃运化正常，痰瘀无从化生，故可疏肝郁。

肝疏泄失常，脾失健运，不能升清降浊，输布精微，水谷不归正化，从而生湿成脂，变生痰浊，内蕴日久而成瘀，痰、瘀日久阻塞气机，壅塞脉络而加重此疾。脂肪肝发病日久易生痰饮和瘀血，是脏腑气血功能失调所形成的病理产物，但这种病理产物一旦形成，又可作为新的病因，导致其他病理变化，出现各种症状和体征。

综上所述，脂肪肝的形成和发展的过程中由于饮食情志等诸多因素的影响，导致脾失健运、肝失疏泄等功能失常，导致气机升降失调，水液代谢失常，聚生痰瘀，而痰瘀日久作为病理产物阻塞气机成为新的病因，导致脂肪肝的进一步进展。而“辨证求因、审症求因”是中医特有的认识病因的方法，也是中医治疗脂肪肝的特色之一。

根据名老中医在治疗脂肪肝时的辨证思路及用药特点的分析，脂肪肝的治法选择上多以肝、脾为中心，兼顾到“痰”“瘀”的病理产物，在治疗上以疏肝健脾、理气化痰、活血化瘀的方法为主。如果肝的疏泄功能异常，气机的畅达就会受到阻碍，从而形成气机不畅、气机郁结的病理变化。气机郁结，则津液的输布代谢障碍，导致膏脂痰浊阻于肝络。痰湿内生，又可致土壅木郁，反过来引起肝气不疏，气血运行不畅，气郁血滞，瘀血内生。其产生的根本为肝气的疏泄失常，脾气的运化不及，所以治疗上要紧扣肝、脾，疏肝理气为常用之法也是取效之道。

脾为生痰之源，健脾必不可少，胆为中精之府，与肝密切相关，胆气不利，肝之疏泄亦受影响，而胆又主决断，对于郁者，利其胆气可助其解之，故肝胆常相兼为病，从而相兼治之。而脾胃主升清降浊，为气机升降之枢纽，其功能不健，则胃肠腑气不畅，痰浊不除，膏脂内蕴，从而滞留肝内为害。因此脂肪肝的治疗也要重视健运脾胃。

“痰”和“瘀”的病理产物又可作为新的病理因素，故在治疗中亦要重视。巢元方在《诸病源候论》中指出：“诸痰者，此因血脉壅塞，饮水积聚而不消散，故成痰也。”血脉壅塞自然有瘀，饮水积聚自会成饮化湿生痰，此一语道出了痰、湿、瘀、郁相互转化、搏结的状态。这些病理因素在脂肪肝的治疗中，特别是在病程较长的患者中，更加需要注意。

1. 脂肪肝从“肝”论治

肝，为五脏之一，位于腹部，横膈之下，为魂之处，血之藏，筋之宗，肝属木，性喜条达，主动，主升；肝以血为体，以气为用，有“体阴而用阳”之谓。其主要生理功能是主疏泄，主藏血；其疏泄功能正常则气机条畅，气的升降出入运动正常，使气血和调，经络通利，脏腑器官的活动也就正常和调，可促进脾胃的运化功能；肝调节血量是以贮藏血液为前提的，而将藏于肝内之血输布于外周又需要依靠肝的疏泄功能。故《血证论》说：以肝属木，木气冲和调达，不致遏郁，则血脉通畅。故气血运行通利，脏腑经络功能正常，情志舒畅，血有所藏，魂有所舍，脂浊、瘀血也就不得积聚于肝，脂肪肝之疾也就无从得之。

脂肪肝之病位在于肝，肝之生理为体阴而用阳，主疏泄，喜条达而恶抑郁；肝主疏泄，可条畅一身之气机，助脾胃运化及条畅情志，条畅全身气、血、津液；肝的疏泄功能正常，则气机条畅，气血和调，机体的精神情志、饮食运化、水液代谢等诸种生理活动正常。肝失疏泄，木不疏土，还可致脾失健运，水谷精微不归正化，脂浊痰湿内生形成脂肪肝，《血证论》亦云：“木之性主于疏泄，食气入胃，全赖肝木之气以疏泄之，而水谷乃化。”另外，膏脂的消化吸收需要胆汁的辅助，而胆汁来源于肝，为肝之余气所化，胆汁泄注于小肠，又有赖于气机的条畅。因此胆的活动、胆汁的分泌与排泄取决于肝主疏泄的功能。肝的疏泄功能正常，则胆汁排泄通畅，有助于食物特别是膏脂的消化。

“肝”在脂肪肝中的表现多为实证，基本病机为肝失疏泄，故治疗方面宜疏宜泄，疏肝用于气机郁滞者，可以予柴胡剂之类。有很多自拟方也多是以疏肝为主，下一章会一一介绍。

2. 脂肪肝从“脾”论治

《金匮要略·脏腑经络先后病脉证》中说：“夫治未病者，见肝之病，知肝传脾，当先实脾。”特别是在脂肪肝的早期，只要脾气健运，肝气条达，则湿无以聚，痰浊、瘀血无以积也。肝的疏泄功能自然得以恢复，所谓“脾实则肝自愈”。根据脾的生理特性，脾气主升，脾气以升为健，脾为阴土，喜燥恶湿，故治疗方面宜顺其特性。脂肪肝多见于脾虚湿盛，其基本病机为脾虚，痰湿是继发的病理因素。因此，治疗方面应当抓住脾虚的基本病理变化。

脾虚和痰湿如影随形，在治疗的时候必须兼顾，辨别脾虚和湿盛两者孰轻孰重。脾虚多者，以健脾为主，利湿化痰浊为辅，选方如参苓白术散之类。湿盛者，权衡寒湿或湿热孰轻孰重，采用化湿、燥湿、利湿的不同方法。《证治汇补》曰：“治湿不宜热，不宜寒，风胜湿，燥胜湿，淡胜湿，三者尽之。”寒湿者，宜予辛温燥湿、芳香化湿之药，但要燥湿不伤阴，方如平胃散加豆蔻、青蒿、香薷之类；湿热者，宜予苦寒、淡渗之药，但要祛湿不伤阳，方如茵陈蒿汤加减。以上通过健脾气，化水湿，截痰浊，助消导从而达到治疗脂肪肝的作用。

从以上的分析可以知道，脂肪肝的发生发展与肝、脾的关系密切。因此治疗方面应强调从肝、脾论治。对此历代医家都有论述，如张仲景曰：“见肝之病，知肝传脾，当先实脾。四季脾旺不受邪，则勿补之。”其强调了肝病治脾的重要性。

3. 脂肪肝从“痰”论治

在脂肪肝的发病中“痰”的形成主要有以下机制。

（1）饮食不节，损伤脾胃，脾失健运生痰　　脂肪肝炎症的发生与暴饮暴食、嗜食肥甘厚味、嗜饮醇酒、夜间进食等饮食不节关系极为密切。宋代杨士瀛在《仁斋直指方论》中提出：“嗜食生冷煎煿，腥膻咸鹾，动风乏气等辈皆所致痰。”明代缪希雍在《神农本草经疏》中也讲道：“夫痰之生也……饮啖过度，好食油面猪脂。”现代研究表明，长期高蛋白及高碳水化合物的摄入量与肝炎症程度呈正相关，大量摄食可导致脂质在肝过度沉积，从而促进脂肪肝的形成。嗜饮醇酒，亦是脂肪肝炎症形成的重要因素。早在金代刘河间《伤寒六书》一书中就指出：“酒性大热而引冷……不散而成湿，故痰作矣。”《本草纲目》云：“痛饮伤神耗血、损胃亡精、生痰动火。”明代王纶在《明医杂著》中曰："老痰，饮酒之人有之。"明代张介宾在《景岳全书》中曰"饮酒留湿"。以上对脂肪肝都有明确论述。饮食不节导致痰浊生成，乃因脾胃受损、脾失健运所致。脾主运化、统血、主升清，脾主运化的功能体现在两个方面：一是运化水谷精微，二是运化水湿。清代喻嘉言在《寓意草·卷一》中说："中脘之气旺，则水谷之清气上升于肺而灌溉百脉；水谷之浊气下达于大小肠，从便溺而消。"脾主运化功能，主要依赖脾气升清和脾阳的温煦和气化作用。而饮食不节则会损伤脾胃，使脾的运化功能受损，不能正常消化饮食和转输水液，导致痰湿内生，蕴结于肝而发本病证。

（2）情志不畅，肝失条达，水血郁滞成痰　　宋代陈无择在《三因极一病证方论》中说："七情沮乱，脏气不行，郁而生痰。"明代李梴在《医学入门》中曰："为痰为积本七情。"清代李用粹在《证治汇补》中曰："惊恐忧思，痰乃生焉。"明代赵献可在《医贯》中说："七情内伤，郁而生痰。"脂肪肝炎症的发生与长期的情志不畅、肝失条达、肝郁气滞成痰密切相关。肝主疏泄，性喜条达，其疏泄条达之机直接关系到人体气机升降出入和协调关系，这种关系正常就能保持本脏和他脏腑的正常生理活动，从而维持体内水谷精微的消化转运，吸收输布，气血环流，三焦气化，使水液代谢完成。故《素问·五常政大论》曰："木德周行，阳舒阴布，五化宣平。"长期情志不畅，所愿不遂，使肝气郁结，气血津液运行不畅，水液、血液潴留，郁滞生痰，导致本病证的发生。如《读医随笔》所言："故凡脏腑十一二经之气化，必借肝胆之气鼓舞之，方可调畅而不病。"

肝主疏泄，有条畅周身气机的功能。《济生方》言："人之气贵乎顺，顺则津液流通，决无痰饮之患，调摄失宜，气道闭塞，水饮停于胸膈，结而成痰，其为病也，症状非一。"朱丹溪说："气顺则一身之津液亦随气而顺矣！"若肝郁则气滞，气滞则津液运行障碍。津停湿聚，则成痰饮。故王纶在《明医杂著》中指出："气血浊逆，则津液不清，熏蒸成聚而变为痰焉。"

唐宗海在《血证论》中言："木之性主于疏泄，食气入胃，全赖肝木之气以疏泄之，而水谷乃化；设肝之清阳不升，则不能疏泄水谷，渗泄中满之证在所难免。"木性曲直，畅达条顺，有升发的特性，故用以类比肝喜条达而恶抑郁、疏泄气机的特性和功能，犹如五行之木；土性敦厚，生化万物，故以此类比脾消化饮食、运送精微、营养全身的功能，犹如五行之土。五行之中木克土，说明脾胃消化水谷这一重要功能的发挥，是以肝之疏泄功能正常为条件。如若肝郁不舒则脾失运化，肝郁脾虚、水聚湿停则化而为痰。正如李时珍说："风木太过，来制脾土，气不运化，积滞生痰。"《柳宝诒医案》亦指出："肝木郁结，侮陷中土……中土为木气所触，则痰浊上泛。"

肝体阴用阳，以血为体，以气为用。肝气郁结，郁而化火，煎熬津液则为痰。故何梦瑶在《医碥》中说："痰本吾身之津液，随气运行。气若和平，津液流布，百骸受其润泽，何致成痰为病？苟气失其清肃而过于热，则津液受邪火煎熬，转为稠浊……斯成痰矣。"

劳逸失度，脾肾受损，水液不化成痰。适度劳作益于气血流通，筋骨强劲，体质增强。而“久视伤血，久卧伤气，久坐伤肉，久立伤骨，久行伤筋”“形体劳逸则为脾病……脾既病则胃不能独行津液，故亦从而病焉”。过劳与贪逸可作为致病因素导致疾病的发生。脂肪肝炎症的形成与劳逸失度、脾肾受损、水液不化成痰密切相关。陆九芝在《逸病解》中提到：“逸乃逸豫，安逸所生病，与劳相反。”同时指出“逸之病，脾病也”。《诸病源候论》提出：“劳伤之人，脾胃虚弱，不能克消水浆，故有痰饮也。”劳逸失度，脾先受损，津液输布有赖于脾之运化，脾气虚弱，运化失职，则水湿内停，痰浊内生，肝脉受阻，肝气不舒，发为“肝积”。而且随着人们工作生活节奏的加快、劳神过度，人体脏腑功能受损，日久肾之精气耗损而致肾虚，肾虚及脾，脾虚生痰，最终痰浊滞肝亦发为此病。

痰来自津，瘀本乎血。津血同源，故津液与血液中任何一方的运行失常都会影响到对方，而痰湿、瘀血分别是津液和血液代谢障碍的病理产物，可相互转化，由痰致瘀或由瘀致痰，痰瘀互结，又成为新的病因，导致疾病的演绎和转变。脂肪肝患者每有痰湿阻滞，气机不利，血行不畅，则瘀血阻络蕴而不散，津液停滞，蓄而不去，积于胁下则伤肝，而肝积成矣。

痰作为病理产物，主要由脏腑气化功能失常、饮食及水液代谢失调而产生。《难经》记载“肝之积，名曰肥气……治以化痰湿”。脂肪肝的起病隐匿，多呈良性经过，症状轻微且无特异性。患者除原发疾病临床表现外，可有乏力、消化不良、肝区隐痛、肝脾肿大等非特异性症状及体征，可伴有体重超重和（或）内脏性肥胖、空腹血糖增高、血脂紊乱、高血压等异常改变。痰浊一旦形成和蓄积而不能及时排出，则随气升降、无处不到，继发体内外许多复杂的病变。《杂病源流犀烛·痰饮源流》说：“其为物，流动不测，故其为害，上至巅顶，下至涌泉，随气升降，周身内外皆到，五脏六腑俱有。”脂肪肝炎症因痰浊蕴结于肝所致，是痰浊蕴结于肝的病变初始阶段。朱丹溪曰：“治痰先理脾胃，若用利药过多，使脾气虚弱，则痰反而易生而多矣。”他强调治痰浊先理脾胃。近代名医关幼波也认为，脂肪肝主要与肝、脾有关，强调从“痰”论治。

正如《景岳全书·痰饮》所云：“盖痰涎之化，本因水谷，使果脾强胃健如少壮者流，则随食随化，皆成血气，焉得留而为痰。惟其不能尽化，而十留一二，则一二为痰矣；十留三四，则三四为痰矣：甚至十留七八，则但见血气日消，而痰涎日多矣。此其故，正以元气不能运化，愈虚则痰盛也。”因此，《济生方》云：“善摄者，谨于和调，使一食一饮，入于胃中，随消随化，则无滞留之患。”这也说明脂肪肝最有效的治疗是适当限制饮食热量，减轻脾胃负担，逐渐减轻体重，减少饮食积滞，减少聚生痰浊之机会。研究表明，恰当合理的膳食可纠正饱和脂肪酸诱导的IR，促进脂质代谢与转运。

《难经·五十六难》云：“肝之积，名曰肥气，在左胁下，如覆杯。”其说明肝之积块在胁下，其状如覆杯，名曰肥气。唐代杨玄操认为“肥气者，肥盛也。言肥气聚于右胁下，如覆杯突出，如肉肥盛之状也”，描述了肥胖是“肥气”的易发因素，与脂肪肝的形成相似。朱丹溪强调痰饮在积聚形成中的重要作用并明确指出：“又因食、酒、肉、水、涎、血、气入积，皆因偏爱，停留不散，日久成积块，在中为痰饮，在右为食积，在左为血积”，并曰：“气不能作块成聚，块乃有形之物也，痰与食积死血而成也”。明代李时珍著的《本草纲目》曰：“痰涎之为物，随气升降，无处不到……入于肝则留伏蓄聚，而成胁痛干呕。”《类证治裁·积聚论治》指出，肝癖的成因“初由寒气瘀血痰沫交结于肓膜，久而盘踞坚牢，至元气日削，盘踞日深”，治疗上强调理气化痰和益气健脾化痰的重要性，“惟先理其气，气行则脉络通，或先调其中，脾运则积滞化”。《张氏医通》探讨了饮酒所致积聚的治疗，类似于现代医学的ALD：“有饮癖结成块，在胁腹之间，病类积聚，用破块药多不效，此当行其饮，六君子合五苓散最妙，更加旋覆、前胡、枳实、白芍，即海藏五饮汤，若在膜外者，宜导痰汤主之。何以知其饮？其人先曾病瘥，口吐涎沫清水，或素多痰是也，又多饮人结成酒癖，肚腹结块，胀急疼痛，或全身肿满，肌黄食少，宜大七气汤、红酒煎服，腹中似若瘕癖，随气上下，未有定处，二陈加当归、杏仁、桂心、槟榔，名散聚汤。”综上所述，历代医家从痰浊论治上述病证，对现代从痰治疗脂肪肝具有指导意义。

《医方集解》主张“治痰通用二陈……”，疏肝理脾、活血柔肝。疏肝，以条达肝木，健脾助运。肝气郁滞，临床多表现为胸胁满闷窜痛，嗳气腹胀，善太息，口干欲饮，心烦喜怒，大便干结，或大便正常，舌边红，苔薄白腻，脉弦或细弦。治疗常用柴胡疏肝散、香砂六君子、失笑散加减。常用药有柴胡、郁金、枳壳、香附。现代药理研究表明，柴胡、白芍、枳壳去油，有保肝和利胆作用，丹参、三七具有改善血液循环、抗氧化抗自由基作用。泽泻配伍金钱草、山楂配伍大黄，清热利湿，消导化瘀，具有降脂抑脂作用。

4. 脂肪肝从“瘀”论治

脂肪肝的形成与肝、脾的功能失调，气血津液运行障碍有关，到了脂肪肝的中晚期，在健脾的基础上，要适当地运用化痰、活血之品，以增加疗效。《灵枢·百病始生》早有“凝血蕴里而不散，津液涩渗，著而不去，而积皆成矣”“肠胃之络伤，则血溢于肠外，肠外有寒，汁沫与血相抟，则并合凝聚不得散而积成矣”之说，明确提出积聚的产生与津液、汁沫即痰饮有关，痰饮可与瘀血胶结为患。

《古今医鉴》记载：“胁痛者……或痰积流注于血，与血相搏。”朱丹溪曰“痰挟瘀血，遂成窠囊”，可见痰与瘀互结于肝络可形成脂肪肝，且久病致瘀，治疗脂肪肝亦离不开化瘀血。《赤水玄珠》指出：“津液者，血之余，行乎脉外，流遍一身，如天之清露，若血浊气滞，则凝聚为痰，痰乃津液之变，遍身上下，无伤，肝郁不舒则血行不畅，或郁或瘀，皆可导致津停湿聚，化而为痰。”津血同源，痰瘀相关，痰瘀可互相转化。痰可因瘀而生，亦可化为瘀，瘀血、痰浊还可兼夹为患，或见瘀血挟痰，或见痰挟瘀血。如《医述》引罗赤诚所论“如先因伤血，血逆则气滞，气滞则生痰，与血相聚，名曰瘀血挟痰”。

脂肪肝久病失治或误治，肝脉失畅，营血运行迟缓，久之则成积成聚，一旦瘀血形成，又可作为新的致病因素，形成肝损伤与瘀血之间的恶性循环，从而加速肝病的恶化。由于肝血瘀阻，阻遏肝脉，营血瘀结，肝体失养，可致肝积、肝萎乃至癌变等难治之症。还可能因肝血瘀阻，肝体失养，肢体痿变，疏泄无能，胆汁分泌障碍，累及脾胃，水湿运化失常，水聚腹中，而致鼓胀。

因此，一旦脂肪肝患者病程日久，肝区或两胁肋部隐痛，绵绵不休，劳累则加重，静卧可缓解，甚至卧床亦不减，或伴肝大压痛，或肝萎缩难以触及，兼见面色萎黄或青晦，精神困倦，夜寐不安，舌质淡有瘀斑，或舌侧有瘀斑，舌苔腻，脉细弦或沉细弦涩者，可以活血化瘀法加以治疗。

根据脂肪肝的成因，中医已经总结了很多脂肪肝的治法，也在临床中积累了很多的经验和治疗特色，最主要的还是根据脂肪肝的不同病因，疾病的不同阶段及病情的轻重辨证论治。

二、常用单味药、复方及中成药

（一）单味药

随着现代科学技术的发展，对中医药的研究已经广泛地引入了现代科学手段，对药物的分析方法也更加先进，能很具体详细地表述单味中药的有效成分甚至能分析出中药复方的成分。基于此中医药对疾病的治疗及作用机制的研究也进入了一个崭新的阶段，也呈现了许多成果，对脂肪肝的研究也是如此。单味中药的药理作用和化学成分相对明确，治疗脂肪肝简便有效、取材方便；研究单味中药也有助于复方制剂的制备和药理作用的研究。

中药治疗脂肪肝，不论立法治则有何差异，或者选方、拟方各有千秋，但治疗中总离不开调脂、降脂类中药。研究证实，有调脂降脂作用的中药很多，如决明子、山楂、荷叶、虎杖、葛根、黄芩、黄连、牛蒡子、大黄、姜黄、栀子、丹参、三七、赤芍、红景天、黄芪、茯苓、甘草、人参、女贞子、绞股蓝、甜叶菊、绿茶、薯蓣、沙棘（沙刺黄酮）等，其中有的具有抗氧化、抗衰老、抗血栓形成和抗高血压作用。下面介绍几种对脂肪肝有确切疗效的单味中药。

1. 荷叶

【性味】苦、涩，平。

【归经】脾、肾、心经。

【古籍记载】

《本草纲目》描述："性味：苦、平，无毒。功效：止渴，落胞破血，治产后口干，心肺烦躁。治血胀腹痛，产后胎衣不下，酒煮服之。荷鼻：安胎，去恶血，留好血，止血痢，杀菌蕈毒，并煮水服。生发元气，裨助脾胃，涩精浊，散瘀血，消水肿痈肿，发痘疮，治吐血咯血衄血，下血溺血血淋，崩中，产后恶血，损伤败血。”

《滇南本草》：“上清头目之风热，止眩晕，清痰，泄气，止呕，头闷疼。”

《品汇精要》：“治食蟹中毒。”

《本草通玄》：“开胃消食，止血固精。”

【现代研究】荷叶的主要成分有生物碱和黄酮两类。生物碱包含荷叶碱、鹅掌楸碱、2-羟基-1-甲氧基阿朴啡、原荷叶碱、去氢莲碱、去氢荷叶碱、莲碱、胡萝卜苷、β-谷甾醇、1-二十烷醇、1-十一烷醇、4a-二氢食用西番莲素和邻二羟基苯酚等成分。荷叶黄酮可以减轻脂肪变性肝细胞脂滴沉积，降低三酰甘油含量，机制与增强三酰甘油代谢酶CPT1A 活性及蛋白表达有关。荷叶黄酮具有治疗小鼠 NAFLD 的作用，其作用机制与降低肝内 TG 水平有关。近年的药理研究证明其有调血脂、减肥、抑制脂肪肝、抗动脉粥样硬化、保护心血管、降糖、抗氧化、抗衰老、抑菌、抗病毒、保肝、抗纤维化的作用，同时对神经兴奋有选择性抑制作用。

2. *泽泻*

【性味】甘、淡，寒。

【归经】肾、膀胱经。

【古籍记载】

《本草纲目》：“性味：根：甘、寒、无毒；叶：咸、平、无毒；实：甘、平、无毒。功效：主治风寒湿痹，乳难，养五脏，益气力，肥健，消水。久服，耳目聪明，不饥延年，轻身而面皖，能行水上。补虚损五劳，五脏痞满，起阴气，止泄精消渴淋沥，逐膀胱三焦停水。主肾虚精自出，治五淋，宣通水道。主头眩耳虚鸣，筋骨挛缩，通小肠，止尿血，主治难产，补女人血海，令人有子。入肾经，去旧水，养新水，利小便，消肿胀，渗泻止渴。去胕中留垢，心下水痞。渗湿热，行痰饮，止呕吐泻痢，疝痛脚气。大风，乳汁不出，难产，强阴气。久服轻身。壮水脏，通血脉。风痹消渴，益肾气，强阴，补不足，祛邪湿。久服面生光，令人无子。”

《神农本草经》：“主风寒湿痹，乳难，消水，养五脏，益气力，肥健。”

《本草别录》：“补虚损五劳，除五脏痞满，起阴气，止泄精、消渴、淋沥，逐膀胱、三焦停水。”

《药性论》：“主肾虚精自出，治五淋，利膀胱热，宣通水道。”

《日华子本草》：“治五劳七伤，主头旋、耳虚鸣，筋骨挛缩，通小肠，止遗沥、尿血。”

《医学启源》：“治小便淋沥，去阴间汗。去旧水，养新水，利小便，消水肿，渗泄止渴。”

【现代研究】泽泻主要成分有三萜类化合物、倍半萜、二萜类化合物，还含有大量淀粉、蛋白质、氨基酸、生物碱、苷类、黄酮、有机酸、多糖、挥发油、脂肪酸及一些金属元素等。泽泻具有降低血清胆固醇、β-脂蛋白（β-LP）、TG，升高高密度脂蛋白胆固醇的作用，并有一定预防、减轻主动脉粥样硬化和抗脂肪肝的作用。泽泻提取物可能通过降低肝组织中 AST、ALT、TG、LDL、CYP2E1、CYP2A5 的表达，升高 SOC、HDL 而保护 NAFLD。泽泻有降血脂、降血压、降血糖、利尿、抗草酸钙结石、免疫调节与抗炎、抗氧化保护血管内皮等功效。泽泻还具有抗脂肪肝及抗癌等功效。

3. 山楂（叶）

【性味】酸、甘，微温。

【归经】脾、胃、肝经。

【古籍记载】

《本草纲目》："性味：酸、冷、无毒。功效：煮汁服，止水痢。沐头洗身，治疮痒。煮汁洗漆疮，多瘥。治腰痛有效。消食积，补脾，治小肠疝气，发小儿疮疹，健胃，行结气。治妇人产后儿枕痛，恶露不尽，煎汁入砂糖服之，立效。化饮食，消肉积癥瘕，痰饮痞满吞酸，滞血痛胀。化血块气块，活血。"

《新修本草》："汁服主利，洗头及身上疮痒。"

《本草图经》："治痢疾及腰疼。"

《履巉岩本草》："能消食。"

《日用本草》："化食积，行结气，健胃宽膈，消血痞气块。"

《滇南本草》："消肉积滞，下气；治吞酸，积块。"

《本草蒙筌》："行结气，疗癫疝。"

《食鉴本草》："化血块，气块，活血。"

《本草再新》："治脾虚湿热，消食磨积，利大小便。"

【现代研究】山楂有消食化积、行气散瘀之功，且有明显降血脂、调节脂质代谢、抑制脂肪在肝内沉积的作用。

山楂所含的脂肪酶，能促进脂肪类食物的消化。山楂叶总黄酮能抑制或清除氧自由基、改善肝功能、调节脂质代谢、防治脂肪肝。山楂总黄酮可能通过调节脂肪代谢、改善肝功能和增加 LDL-R mRNA 和蛋白的表达，起到治疗大鼠脂肪肝的作用。山楂叶总黄酮能减少NAFLD大鼠脂质过氧化反应，被证明是目前最具抗氧化潜力的一类化合物，具有抑制或清除氧自由基、抗脂质过氧化、调节血脂、改善肝微循环及抗炎症损伤等作用。山楂叶总黄酮具有明显降低血脂、减轻动物肝内各类脂质沉积的作用，还具有很好的抗氧化作用，能显著地保护肝组织的生理生化功能，对由高脂饮食引起的高血脂和脂肪肝具有明显的防治作用，且对 IR 大鼠高血脂和氧化损伤起到了良好的防治作用，能够改善病鼠 IR 状态，增强其胰岛素敏感性，具有良好的防治脂肪肝作用。

4. 决明子

【性味】甘、苦、微咸，寒。

【归经】肝、大肠经。

【古籍记载】

《本草纲目》："除肝胆风热，淫肤赤白膜，青盲。"

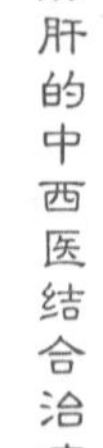

《中华本草》述决明子应用较为广泛，载曰："清肝益肾，明目，利水通便。主治目赤肿痛，羞明泪多、青盲、雀目、头痛头晕、视物昏暗、肝硬化腹水、小便不利，习惯性便秘。外治肿毒、癣疾。"

《神农本草经》："治青盲，目淫肤赤白膜，眼赤痛，泪出，久服益精光。"

《本草求真》："决明子，除风散热。凡人目泪不收，眼痛不止，多属风热内淫，以致血不上行，治当即为驱逐；按此苦能泄热，咸能软坚，甘能补血，力薄气浮，又能升散风邪，故为治目收泪止痛要药。并可作枕以治头风，但此服之太过，搜风至甚，反招风害，故必合以蒺藜、甘菊、枸杞子、生地黄、女贞实、槐实、谷精草相为补助，则功更胜。谓之决明，即是此意。"

《本草正义》："决明子明目，乃滋益肝肾，以镇潜补阴为义，是培本之正治，非如温辛散风，寒凉降热之止为标病立法者可比，最为有利无弊。"

【现代研究】现代药理学研究表明，决明子主要含蒽醌类化合物，即大黄酚、大黄素、甲醚、芦荟大黄酸、决明素、橙黄决明素、黄决明素、大黄酚-9-蒽酮。具有降血压、降血脂、保护肝脏等多种药理作用。决明子提取物可明显降低脂肪肝大鼠肝组织中 MDA 和 NO 水平，高剂量能明显提高肝组织中 T-SOD、NOS 活性，能够增强脂肪肝大鼠肝组织的抗氧化能力。决明子提取物的护肝作用，与其拮抗 IR、增强抗氧化能力及抑制氧化-糖基化反应有关。

5. 虎杖

【性味】苦，微寒。

【归经】肝、胆、肺经。

【古籍记载】

《本草纲目》："研末酒服，治产后瘀血血痛，及坠扑昏闷有效。"

《名医别录》："主通利月水，破流血癥结。"

《滇南本草》："攻诸肿毒，止咽喉疼痛，利小便，走经络。"

【现代研究】虎杖的有效成分为二苯乙烯类和蒽醌类。二苯乙烯类主要包括虎杖苷和白藜芦醇。现代实验研究表明：虎杖能降低实验大鼠血清 γ-GT 含量，提高 PPARγ 浓度和肝组织 GSH 含量，降低 TNF-α 与 LN 含量，对白酒诱导的 ALD 具有保护作用。虎杖可能通过抑制脂质过氧化、减少氧化应激，对 ALD 起到治疗作用，可改善肝功能。虎杖是 TNF-α 的抑制药物，可有效改善肝组织的脂肪变性和炎症的状况。有助于增加脂肪组织瘦素 mRNA 水平和改善血脂水平。虎杖苷对 NAFLD 具有较好疗效，它可以减轻高脂饮食导致的 NAFLD 大鼠模型的体重增加、改善血脂肝功的异常、改善脂肪肝病理学改变和肝细胞脂质沉积。虎杖水提液能够调整和改善 NAFLD 大鼠的脂肪和糖代谢，降低肝组织和血清三酰甘油、总胆固醇和葡萄糖水平。另有研究表明虎杖水提液可以显著地降低 NAFLD 大鼠脂肪组织的 TNF-αmRNA 水平，也可以降低大鼠肝组织三酰甘油、总胆固醇和葡萄糖的含量，在调节肝脂、肝糖代谢和改善肝细胞脂肪变性方面有效。

6. 葛根

【性味】甘、辛，凉。

【归经】脾、胃经。

【古籍记载】

《本草纲目》言葛根："轻可去实，麻黄、葛根之属。盖麻黄乃太阳经药，兼入肺经，肺主皮毛；葛根乃阳明经药，兼入脾经，脾主肌肉。所以二味药皆轻扬发散，而所入迥然不同也。"

《本草经疏》："葛根，解散阳明温病热邪主要药也，故主消渴，身大热，热壅胸膈作呕吐。发散而升，风药之性也，故主诸痹""伤寒头痛兼项强腰脊痛，及遍身骨疼者，足太阳也，邪犹未入阳明，故无渴证，不宜服。"

《本草汇言》："葛根，清风寒，净表邪，解肌热，止烦渴。泻胃火之药也。尝观发表散邪之药，其品亦多，如麻黄拔太阳营分之寒，桂枝解太阳卫分之风，防风、紫苏散太阳在表之风寒，藁本、羌活散太阳在表之寒湿，均称发散药也，而葛根之发散，亦入太阳，亦散风寒，又不同矣，非若麻、桂、苏、防，辛香温燥，发散而又有损中气之误也；非若藁本、羌活，发散而又有耗营血之虞也。"

《神农本草经》："消渴，身大热，呕吐，诸痹，起阴气，解诸毒。"

《名医别录》："疗伤寒中风头痛，解肌发表出汗，开腠理，疗金疮，止胁风痛。"

【现代研究】葛根素是从葛根中提取的一种异黄酮类化合物，通过研究葛根素对肝脂质代谢的影响及其降低肝癌细胞 HepG2 油酸酯质累积的机制，发现葛根素能增加 AMPK、PPARα 的表达，并减少 SREBP-1 的表达，降低 FAS 转录活性，从而抑制肝脂肪合成，增加肝的抗氧化活性。葛根素能明显降低 NAFLD 大鼠模型肝 GT、CT 的水平，改善脂肪变性，降低肝炎症反应。

7. 丹参

【性味】苦，微寒。

【归经】心、肝经。

【古籍记载】

《本草纲目》："活血，通心包络，治疝痛。"

《神农本草经》："心腹邪气，肠鸣幽幽如走水，寒热积聚，破癥除瘕，止烦满，益气。"

《名医别录》："养血，去心腹痼疾结气，腰脊强脚痹，除风邪留热。久服利人。"

【现代研究】现代研究表明丹参可抑制肝细胞变性坏死，促进肝细胞再生。丹参总酮和总酚酸均能明显降低模型大鼠血清和肝组织中 TC、TG、FFA、MDA 的含量，降低血清 ALT、AST 的活性，增加肝组织 SOD 活性，改善肝组织病理形态学，且总体疗效以丹参总酚酸为佳。丹参总酮和总酚酸防治 NAFLD 的作用机制可能与促进脂质代谢、抗脂质过氧化有关。大剂量丹参可改善 NAFLD 大鼠肝脂肪变性情况，并能减少脂肪肝大鼠血中 MDA 含量，提高 Leptin 的表达[34]。丹参可能通过改善瘦素抵抗及升高血清Ghrelin浓度进而改善NAFLD模型大鼠肝脂肪沉积。

8. 赤芍

【性味】苦，微寒。

【归经】肝经。

【古籍记载】

《神农本草经》:“芍药，味苦平。主邪气腹痛，除血痹、破坚积寒热疝瘕、止痛……生川谷。”

《本草从新》:“白芍药……白益脾，能于土中泻木，赤散邪，能血中之滞。赤白各随花色，单瓣者入药。”

【现代研究】赤芍含多种单萜类化合物、鞣质、挥发油、树脂及多糖类成分，其中苷类化合物为其主要有效成分，包括芍药苷、芍药内酯苷、羟基芍药苷、苯甲酰芍药苷等。赤芍总苷能降低肝组织中TC和TG的含量，赤芍总苷能通过促进载脂蛋白的合成，或抑制外源性脂质吸收，或促进肝脂质的代谢，对脂肪转运障碍通路有较好的调控作用。赵文霞等研究赤芍对脂肪肝大鼠的治疗作用结果显示，赤芍能有效降低肝匀浆TG及脂肪肝水平，改善肝脂质代谢，改善胰岛素及瘦素抵抗，病理结果显示肝组织脂变程度减轻，从而起到治疗脂肪肝大鼠的作用，并为凉血活血法治疗脂肪肝奠定了基础。

9. 三七

【性味】甘、微苦，温。

【归经】肝、胃经。

【古籍记载】

《本草纲目》:“止血散血定痛，金刃箭伤、跌扑杖疮、血出不止者，嚼烂涂，或为末掺之，其血即止。亦主吐血衄血，下血血痢，崩中经水不止，产后恶血不下，血运血痛，赤目痈肿，虎咬蛇伤诸病。”

《本草求真》:“专入肝胃，兼入心大肠。又名山漆。时珍曰：或云能合金疮。如漆粘物也。”

《本草从新》:“散血定痛。治吐血衄血，血痢血崩，目赤痈肿。”

《本草纲目拾遗》:“人参补气第一，三七补血第一，味同而功亦等，故称人参三七，为中药之最珍贵者。”

【现代研究】中药三七具有化瘀止血、活血定痛之功效，其主要活性成分为三七总皂苷、黄酮苷、槲皮素、槲皮苷、β-谷甾醇等。现代药理学表明，三七具有止血、降血脂、抗血栓、抗炎、抗纤维化、抗肿瘤、消除氧自由基、抗氧化等作用，三七总皂苷能显著改善模型大鼠体内IR，可提高肝组织及SOD的含量，改善肝微循环，减少肝糖原的消耗，减轻线粒体、内质网等细胞器的损伤及肝纤维化。其主要活性成分三七总皂苷可以通过改善白色脂肪组织的脂质代谢紊乱和降低炎症因子的产生，发挥对慢性ALD的保护作用，并通过降低肝指数、血清瘦素水平，改善IR和

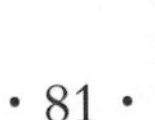

下调瘦素受体表达，抑制大鼠脂肪肝 CYP2E1 的表达，减轻脂质过氧化反应，而起到治疗脂肪肝的作用。三七能显著降低高脂血症大鼠血清中 TC、TG 和 LDL-C 水平及 AST、ALT 活性；组织学观察结果显示三七明显减轻了肝损伤和脂肪肝；分子水平结果显示，三七能上调 *LDLR* 和 *SIRT1*，下调 *LXR-α* 基因表达。同时，三七显著降低了 SREBP-2 和 SCAP 的蛋白表达，可能通过上调 *SIRT1*、下调 *LXR-α* 基因表达，进而下调 SCAP/SREBP-2 信号通路抑制胆固醇合成，以及上调 *LDLR* 的基因表达提高肝对血液循环中 LDL-C 的摄取机制对血脂进行调节。还有研究发现三七能调节细胞因子网络，抑制 ALD 大鼠 TNF-α、IL-6、IL-8 等的生成可能是其有效防止 ALD 发生的机制。

10. 女贞子

【性味】甘、苦，凉。

【归经】肝、肾经。

【古籍记载】

《神农本草经》："主补中，安五脏，养精神，除百疾。久服肥健。"

《本草蒙筌》："黑发黑须，强筋强力，多服补血去风。"

《本草纲目》："强阴，健腰膝，明目。"

《本草经疏》："凉血、益血。"

《本草正》："养阴气，平阴火，解烦热骨蒸，止虚汗，消渴，及淋浊，崩漏，便血，尿血，阴疮，痔漏疼痛。亦清肝火，可以明目止泪。"

《本草再新》："养阴益肾，补气舒肝。治腰腿疼，通经和血。"

【现代研究】现代研究表明，女贞子主要含有三萜类、裂环环烯醚萜苷类和对羟基苯乙醇苷类等化学成分，具有保肝、提高机体免疫功能、抗衰老等多种药理作用。女贞子可降低脂肪肝大鼠血清 TG、TC、ALT、AST 水平，减轻肝细胞气球样变及肝细胞坏死，能改善血脂紊乱及肝功能，减轻肝脂肪沉积，有明显的保肝作用。

11. 黄连

【性味】苦，寒。

【归经】心、肝、胃、大肠经。

【古籍记载】

《本草纲目》："主热气，目痛眦伤泣出，明目。肠澼腹痛下痢，妇人阴中肿痛。五脏冷热，久下泄澼脓血，止消渴大惊，除水利骨，调胃厚肠，益胆，疗口疮。久服令人不忘。黄连大苦大寒，用之降火燥湿，中病即当止，岂可久服，使肃杀之令常行，而伐其生发冲和之气乎？"又云："黄连大苦大寒，用之降火燥湿，中病即当止。"

《本草正》："黄连善泻心脾实火，虚热妄用，必致格阳，故寇宗荚曰：虚而冷者，慎勿轻用；王海藏曰：夏月久血痢不用黄连，阴在内也。"

《本草经疏》："凡病患血少气虚，脾胃薄弱，血不足，以致惊悸不眠，而兼烦热躁渴，及产后不眠，血虚发热，泄泻腹痛，小儿痘疮，阳虚作泄，行浆后泄泻，老人脾胃虚寒作泻，阴虚人天明溏泄，病名肾泄，真阴不足，内热烦躁诸证，法咸忌之，犯之使人危殆。”

《本草衍义》：“今人多用治痢，盖执以苦燥之义。下俚但见肠虚渗泄，微似有血便，即用之，更不知止。又罔顾寒热多少，但以尽剂为度，由是多致危困。若气实初病，热多血痢，服之便止，仍不必尽剂也。或虚而冷，则不须服。余如《经》。”

《药类法象》：“泻心火，除脾胃中湿热，治烦躁恶心，郁热在中焦，兀兀欲吐。治心下痞满必用药也。仲景治九种心下痞，五等泻心汤皆用之。”

《药性赋》：“味苦，平，气寒，无毒。沉也，阴也。其用有四：泻心火，消心下痞满之状；主肠澼，除肠中混杂之红；治目疾暴发宜用，疗疮疡首尾俱同。”

《本草经疏》：“黄连禀天地清寒之气以生，故气味苦寒而无毒。味厚于气，味苦而厚，阴也。宜其下泄，欲使上行须加引导。入手少阴、阳明，足少阳、厥阴，足阳明、太阴。为病酒之仙药，滞下之神草。六经所至，各有殊功。其主热气，目痛眦伤泪出，明目，大惊益胆者，凉心清肝胆也。肠澼腹痛下痢。”

《名医别录》：“兼主泄澼。泄者，泻利也；澼者，大肠下血也，俗名为脏毒。除水利骨，厚肠胃，疗口疮者，涤除肠、胃、脾三家之湿热也。久服令人不忘者，心家无火则清，清则明，故不忘。”

《药性解》：“黄连，味苦，性寒，无毒，入心经。主心火炎，目疾暴发，疮疡红肿，肠红下痢，痞满泄泻，小儿疳热，消中口疮，惊悸烦躁，天行热疾。”

《本草经解》：“黄连气寒，秉天冬寒之水气，入足少阴肾经；味苦无毒，得地南方之火味，入手少阴心经。气味俱降，阴也。其主热气目痛也，心主火，火气热，心病舍肝，肝开窍于目也，黄连苦寒，所以清火也。手少阴之正脉，出于面，合目内眦，手少阴为心火，火盛，则心系急而泪出；眦伤者，皆心火，黄连清心，所以主之。实则泻其子，心者，肝木之子也，清心则肝邪泻，所以明目也。”

《神农本草经读》：“黄连气寒，秉天冬寒之水气，入足少阴肾经；味苦无毒，得地南方之火味，入手少阴心经，气水而味水，一物同俱，故能除水火相乱，而为湿热之病。”

《本草分经》：“大苦大寒。入心泻火，镇肝凉血，燥湿开郁，能消心窍恶血，亦泻脾火。酒炒治上焦火，姜汁炒治中焦火，水炒治下焦火。”

【现代研究】黄连中含有小檗碱成分。研究发现小檗碱对由自由基引起的脂质过氧化、DNA 断裂、蛋白质氧化降解有保护作用，具有很好的抗氧化活性，还可以降低高脂高热饮食诱导的 IR 大鼠模型血清中 MDA 等氧化应激产物的含量，改善其内质网应激状态，提高 IR 大鼠的胰岛素敏感性，同时能降低 MDA 含量，提高 SOD 含量，增加谷胱甘肽和谷胱甘肽过氧化物酶，清除过量的自由基，减轻肝脏氧化应激状态。小檗碱能有效改善相关脂代谢水平，降低血清 ALT、AST 水平，改善 IR，改善肝脂肪变性和炎症。小檗碱还可通过调节小鼠体内肠道菌群水平来改善肝脂肪变性。研究还发现小檗碱可降低脂肪合成相关基因的表达，如固醇调节元件结合蛋白-1c

（SREBP-1c）、过氧化物酶体增殖活化受体（PPARγ）、脂肪酸合酶（FAS）等，从而增加脂肪酸化，抑制脂质合成，改善肝脂肪变性。

12. 大黄

【性味】苦，寒。

【归经】脾、胃、大肠、肝、心经。

【古籍记载】

《本草纲目》："主治下痢赤白，里急腹痛，小便淋漓，实热燥结，潮热谵语，黄疸，诸火疮。"

《神农本草经》："主下瘀血，血闭，寒热，破癥瘕积聚、留饮宿食，荡涤肠胃，推陈致新，通利水谷，调中化食，安和五脏。"

《药品化义》："大黄气味重浊，直降下行，走而不守，有斩关夺门之力，故号将军。专攻心腹胀满，胸胃蓄热，积聚痰实，便结瘀血，女人闭经。"

【现代研究】大黄为蓼科植物掌叶大黄、唐古特大黄或药用大黄的干燥根及根茎，是临床应用最为广泛的中药材之一。大黄目前分离的胺醌衍生物有 15 种，主要成分之一大黄酸属单蒽核类 1, 8-二羟基蒽醌衍生物，大黄素是从中药大黄中提取的羟基蒽醌类衍生物。大黄素可有效改善 NAFLD 大鼠肝脂质沉积，抑制 TNF-α、IL-1 等炎性因子的分泌，并抑制肝 TLR4-MyD88-TRAF6 信号通路的基因、蛋白表达，有下调肝脂质合成基因和上调脂肪酸氧化基因的表达，以及改善脂肪肝的脂质沉积的作用。大黄提取液能促进胆汁分泌和增强胆汁流量，疏通肝内毛细胆管，这对消除肝细胞炎症，促进肝细胞再生有重要作用。能增强大肠的蠕动和导泻，促进肠道病原体和有毒物质排出体外，减少有毒物质的吸收，增强细胞免疫，从而减少细胞反应，消除免疫复合物具有免疫调节作用。大黄素能通过改善肝组织中 PPARγ mRNA 的表达和增加胰岛素的敏感性改善脂肪肝。大黄素还可以增加脂联素受体 2 的表达改善 NAFLD 脂质沉积。而另一项研究则发现大黄素对高脂高糖喂养的鼠肝细胞氧化应激有防御作用，提示大黄素对脂肪肝的保护作用也可能与其抗氧化、抗炎作用有关。

13. 姜黄

【性味】辛、苦，温。

【归经】心、脾经。

【古籍记载】

《新修本草》："主心腹结积，疰忤，下气，破血，除风热，消痈肿。功力烈于郁金。"

《日华子本草》："治癥瘕血块，痈肿，通月经，治跌扑瘀血，消肿毒；止暴风痛冷气，下食。"

《本草图经》："治气胀及产后败血攻心。"

《本草纲目》："治风痹臂痛。"

《本草正》："除心腹气结气胀，冷气食积疼痛。"

《本草述》："治气证痞证，胀满喘噎，胃脘痛，腹胁肩背及臂痛，痹，疝。"

《医林纂要》：“治四肢之风寒湿痹。”

【现代研究】《现代实用中药》记载姜黄为芳香健胃药，有利胆道作用。姜黄素是从姜黄根茎中提取的天然黄色多酚，是姜黄的主要成分。姜黄素具有广泛的药理活性，其作用包括抗氧化、抗炎、清除氧自由基、利胆、降血脂、抗病毒和抗肿瘤等。研究发现姜黄素具有明显的降脂作用，可以通过调节血脂、降低脂肪（TG）在肝中的沉积及清除氧自由基，抑制肝细胞中脂肪酸的累积，能降低血清瘦素水平，改善瘦素抵抗，还能降低 HMGCR mRNA 表达，诱导 Nrf2 在肝中的表达，增加 SR-BⅠ mRNA 表达，从而达到降低脂肪肝细胞游离胆固醇、防治脂肪肝的作用。大量体外实验发现姜黄素也具有显著的抗炎、抗氧化、抗纤维化作用，对 NAFLD 有保护作用。

14. 绞股蓝

【性味】苦、甘，寒。

【归经】肺、脾、肾经。

【古籍记载】

《救荒本草》：“化痰止咳，理气健脾，益气活血，生津止渴，解毒利湿。”

【现代研究】绞股蓝为葫芦科植物，又名七叶胆、甘茶蔓、七叶参等。现代药理证明绞股蓝主要有效成分是绞股蓝皂苷、绞股蓝糖苷（多糖）、水溶性氨基酸、黄酮类、多种维生素、微量元素、矿物质等，绞股蓝皂苷具有抗炎、降低胆固醇、降血糖和免疫调节等多方面的生物活性和药理作用。绞股蓝的调脂作用与抑制脂肪细胞产生游离脂肪酸及合成中性脂肪有关，可调整血脂代谢和改善血液流变学，能降低胆固醇、三酰甘油、低密度脂蛋白及升高高密度脂蛋白，从而阻止脂质在细胞内沉积，特别是阻止脂肪酸在肝细胞内的堆集，维护线粒体的功能，进而减少或抑制肝星状细胞的激活与增殖，减轻肝细胞脂肪变性及肝纤维化。

（二）中药复方及中成药

经过长期的临床实践，很多医家在抓住疾病本质的基础上，通过辨证辨病相结合，使用传统的经方或自行拟定专法、专方也取得了很好的疗效。中成药因其疗效确切及服用简便而易被患者接受。小柴胡汤为张仲景《伤寒论》中和解少阳的代表方剂，由柴胡、黄芩、人参、半夏、甘草、生姜、大枣 7 味组成。本方除具清热解毒作用外，还具有和里、疏肝、健脾、燥湿、化瘀清热的作用。五苓散以《金匮要略》中之“病痰饮者当以温药和之”为总则，配伍行气、补肾之法，即气行则水行，水行则痰湿化，痰湿化则血脂去，血脂去则脂肪肝得以控制，如临床之中遇到脂肪肝日久形成肝纤维化乃至肝硬化的患者，往往兼夹瘀血为患，配伍活血化瘀之品，常获良效。茵陈蒿汤能通过改善 IR 和脂质代谢紊乱，抑制氧化应激反应和肝损伤而起到改善和治疗 NAFLD 的作用。安络化纤丸由地黄、鸡内金、水蛭、地龙、大黄、僵蚕、瓦楞子、白术、牛黄、牡丹皮、生麦芽、三七、郁金、水牛角组成。该方不仅能改善脂质代谢，还能有效防治疾病进展为肝纤维化。胆宁片由大黄、虎杖、青皮、陈皮等组成，具有疏肝利胆、清热泻浊通利的功效，可显著改善 NAFLD 患者肝区不适、乏力、食欲不振等症状，降低体重指数，有效改善肝功能和降低 TG、TC，改善脂肪肝的影像学表现。

（三）针灸治疗

除了内服药外，针灸作为辅助治疗手段可以抑制食欲，加速体内脂肪转运、代谢及降解，能明显改善 NAFLD 的各种临床症状及肝功能、血脂等指标，从而达到治疗 NAFLD 的目的。穴位埋线疗法属于中医针灸常用疗法之一，是一种新兴的穴位刺激疗法，它集针刺、埋针、刺血多种疗法于一体，发挥多种刺激效应，取得良好疗效。

三、常用方剂

中医中虽无“脂肪肝”病名的描述，但依其临床表现在中医学中可归属于“积聚”“胁痛”“痞满”“痰浊”“湿阻”等范畴。故在中医药古籍中亦能找到治疗脂肪肝的经典方，有的经过现代药理证实确有改善脂肪肝的作用，下面介绍一些重要的治疗脂肪肝的中医经典方剂。

1. 大柴胡汤加减

【来源】大柴胡汤出自《伤寒论》。

【组成】柴胡 12g，半夏 9g，枳实 6g，大黄 6～12g，山楂、芍药、决明子各 20g。

【加减】胸胁满闷者，加郁金 10g，丹参 12g。脘痞恶呕者，加茯苓 15g，陈皮 6g。纳减乏力者，加白术 15g，怀山药 20g。肝区疼痛者，加川楝子、延胡索各 10g。

【简析】大柴胡汤为少阳、阳明合治之经典方，基本符合脂肪肝的症候，故可以在其基础上加味治疗脂肪肝，大柴胡汤有疏肝利胆、清泻腑实之功能，方中柴胡、枳实能疏肝利胆，理气解郁；半夏能燥湿化痰；大黄除体内之实邪积滞，使脂浊走大肠，排出体外；加山楂和胃，消食降脂；决明子，清肝降脂；再加郁金、丹参可增强活血化瘀之功，防止肝纤维化。运用本方加减，使肝内郁结得以疏解，痰浊之力得以祛除，湿热积滞得以清化，达到净化肝脏、恢复肝脾功能的目的。

现代药理研究证明，柴胡可作用于脂肪代谢的不同环节，具有抗脂肪肝、抗肝损伤、利肝、降酶、降胆固醇的作用；芍药能改善微循环，增加肝血流量，具有保肝及利胆作用；大黄除具有抗肝损伤、退黄、降酶等作用外，尚有双向调节脂蛋白的作用，大黄也具有降低胆固醇，保肝利胆作用，对实验性高胆固醇血症的动物，有降低胆固醇的作用；生山楂含黄酮，有解脂酶等作用，能降低血清总胆固醇、三酰甘油，可促进脂肪分解；半夏、枳实有利肠胃破积的功效，能降低外源性胆固醇的吸收；芍药、郁金可扩张血管，改善微循环，增加肝血流量，降低血液的浓稠状态，促进脂肪在肝内氧化，具有抑制内源性胆固醇合成及抗脂蛋白氧化的作用；决明子能增加肝血流量，改善肝微循环，增强肝新陈代谢能力，促进肝细胞修复和再生，并可显著降低胆固醇及三酰甘油等的水平。诸药合用，使肝舒脾健，痰瘀得除，脂肪无所蓄积，从而达到治疗脂肪肝的目的。用大柴胡汤治疗脂肪肝能有效逆转肝细胞的脂肪变性，促进病情的改善和脂肪肝的恢复。

2. 逍遥散加减

【来源】逍遥散出自《太平惠民和剂局方》。

【组成】当归 10g，柴胡 15g，茯苓 20g，白术 10g，白芍 10g，薄荷 3g，山楂 30g，甘草 3g，生姜 3 片。

【加减】如患者脾虚症状明显，纳食欠馨，脘腹胀满，在白术、茯苓的基础上加党参、陈皮、半夏等，组成四君子汤和六君子汤，或加用黄芪以增强益气健脾的作用。

【简析】逍遥散中当归苦、辛、甘，温，苦能泻肝，疏泄肝中郁火，辛味可理肝中滞血；甘味既能缓肝之急，又可缓脾之急。同时当归气味芳香还可透发疏理肝气，为肝郁血虚之要药。故《本草备要》谓当归“血虚能补，血枯能润”；白芍酸苦微寒，养血滋阴，柔肝止痛，并能滋脾阴；与当归配伍，一散一收又可调理肝气。白术和茯苓为臣药，健脾利水。

现代药理研究证明，逍遥散能有效抑制氧自由基引起的脂质过氧化反应，减轻其对肝细胞的损伤。柴胡具有明显的保肝、降血脂和利胆的作用；山楂消积，具有明显降低血脂、抑制脂肪在肝内沉积、改善血液流变学的作用。

3. 柴胡疏肝散加味

【来源】柴胡疏肝散在《景岳全书·古方八阵》卷五十六和《医学统旨》均有记载。

【组成】柴胡 10g，白芍 12g，枳壳 12g，川芎 12g，香附 10g，山楂 20g，决明子 20g，泽泻 20g，郁金 15g。

【加减】寒湿困脾型，加二陈汤；瘀血阻滞型，加血府逐瘀汤。

【功效】疏肝解郁，调畅气机。

【简析】脂肪肝是因过食肥甘厚味，伤及脾胃，致使气机不畅，出入升降失常，湿聚生痰，有痰致瘀，久病入络，导致血脉瘀滞，《内经》云“百病皆生于气”。古代医家庞安常云“善治痰者，不治痰而治气”，中医认为“气为血之帅，气行则血行”，均强调气机不畅是致病的重要因素，故以柴胡疏肝解郁、条畅气机，以治其本。

现代药理学研究证明，山楂、决明子、泽泻均有促进脂类物质代谢和抑制体内脂类物质吸收，以及降低血中脂类物质水平的作用。柴胡疏肝散可明显减轻肝细胞脂肪变和受损程度，可有效地降酶保肝，起到改善肝功能的作用。同时肝病理切片的结果也显示柴胡疏肝散能显著减轻肝细胞脂肪变，表明柴胡疏肝散能有效减轻肝细胞受损的数量和程度。现代实验研究表明柴胡疏肝散可显著降低 NAFLD 模型大鼠血脂、肝脂肪含量及血中游离脂肪酸（FFA）水平，并且显著升高血中高密度脂蛋白胆固醇含量，表明该古方通过有效减少 FFA 在肝中的蓄积，抑制三酰甘油、胆固醇的合成，减轻肝线粒体 β 氧化和促进胆固醇的排泄，调节脂质在血液和肝的分布、转运和清除，可有效改善机体脂质代谢，从而达到降脂的作用。

4. 越鞠丸加减

【来源】越鞠丸出自《丹溪心法》卷三。

【组成】苍术 15g，神曲 20g，栀子 10g，川芎 20g，香附 10g。

【加减】腹胀者加炒莱菔子 20g；肝大者加延胡索 10g、丹参 30g；舌苔黄厚腻者加茵陈 30g。

【简析】脂肪肝病理基础与痰湿瘀积有关，痰湿碍脾，能食而不化，形成食积，且瘀积化热，影响气血运行，导致气郁血瘀，相因成病，胶结难解，形成六郁之证。《丹溪心法》中越鞠丸为统治六郁的名方，方中苍术燥湿运脾，善消痰、湿、食积，又具行气作用；神曲能消食祛浊降脂；川芎行气活血祛瘀；香附柔肝行气；栀子清热利湿，凉血解毒。诸药合用，使肝气得舒，脾运痰化，气行瘀散，热清浊去，既能缓解腹胀乏力、肝区不适等症状，减轻脂肪在肝的堆积，同时又可改善肝功能，疗效确切。尤其是方中并无刻意的降脂药物，体现了辨证论治的优势。

现代药理研究表明越鞠丸能增强 NAFLD 大鼠肝 PPARα mRNA 的表达，具有保肝作用，可减轻肝损伤时肝细胞变性坏死的病变程度。

5. 胃苓汤加减

【来源】胃苓汤出自《世医得效方》卷四。

【组成】生、熟山楂各 120g，炒麦芽 21g，炒神曲 15g，苍、白术各 15g，青、陈皮各 15g，猪、茯苓各 15g，姜厚朴 12g，泽泻 15g，嫩桂枝 9g，醋香附 15g，丹参 15g，甘草 6g。

【简析】方中重用生、熟山楂，消痰涎，化瘀血，导积滞为君药；再辅以炒麦芽、炒神曲，增其消积之力；苍术、白术、猪苓、茯苓、泽泻健脾渗湿利水，以杜生痰之源；青、陈皮，姜厚朴，醋香附疏肝利气，化湿祛痰；丹参、桂枝活血化瘀，通阳活络；甘草调和诸药。全方诸药配伍，使得体内瘀化湿清积消，脂肪肝可得痊愈。

6. 加味温胆汤

【来源】温胆汤出自《三因极一病证方论》。

【组成】陈皮 5g，茯苓、山楂、丹参各 30g，法半夏、竹茹、枳实各 10g，荷叶 15g。

【加减】气郁者，合四逆散，加青皮 10g；湿重者，加白豆蔻 5g，苍术 10g；热重者加茵陈 20g，川楝子 10g；胁痛舌有瘀点者，加延胡索 10g，三七 5g；气阴两虚者，加西洋参、麦冬、石斛各 10g，中气不足者合四君子汤。

【简析】本病病因病机是长期饮食肥甘厚味或因病后情志失调及某些疾病等因素，使脾胃失其健运，湿热聚结成痰，肝失疏泄，以致痰湿瘀结，而成此患。方中法半夏燥湿化痰为主药，竹茹化痰清热，枳实行气消痰，佐以陈皮理气化痰，茯苓健脾渗湿，山楂消食导滞，丹参活血化积。诸药合用，使肝木条达，脾土健运，气机宣通，血脉畅行，痰热、瘀血得除，脂浊难凝，其病可除。加味温胆汤能清热利湿祛痰，加丹参、山楂、荷叶活血通络，使痰瘀得以消解而愈。现代药理研究发现，半夏、陈皮、山楂等具有调节血脂作用；而丹参具有抗肝纤维化、降低肝脂质（特别是降低三酰甘油）的作用，且能明显预防脂肪肝、炎性坏死、纤维细胞的增生，减轻肝细胞肿胀、血管区炎症，还能抑制血清中脂肪、磷脂、过氧化脂质的增加，抑制肝内胆固醇的增加，说明其在保护肝细胞、促进肝修复、调节脂质代谢方面有显著作用。

7. 导痰汤加减

【来源】导痰汤出自《济生方》。

【组成】姜半夏 10g，青、陈皮各 10g，茯苓 10g，胆南星 10g，生姜 10g。

【加减】湿浊中阻型加地龙 10g；脾虚湿滞型加黄芪、苍术各 10g；痰瘀互结型加丹参、䗪虫各 10g；脾肾阳虚型加肉桂 5g，白芥子 10g；肝肾阴虚型加何首乌 20g，山楂 10g。

【简析】导痰汤始见于《济生方》。功能化痰行气开郁，主治头目眩晕，痰饮积留，胸膈痞塞，胸胁胀满，坐卧不安，饮食不思。今分别加用咸寒之地龙，健脾之黄芪、白术，温阳之肉桂及白芥子，化瘀通络之䗪虫和丹参，补肾之何首乌，酸甘化阴之山楂及菊花，起健脾化湿、活血化瘀、温补肝肾之效，能消除脂肪肝的痰瘀。

8. 归芍四逆汤

【来源】四逆汤出自《伤寒论》。

【组成】当归、白芍、白术、茯苓、泽泻各 10g，柴胡 5g，枳壳、山楂、丹参各 15g，甘草 3g。

【加减】脾胃虚弱者加党参、黄芪各 15g；湿重苔白厚者加苍术、法半夏各 10g；热重者加茵陈、栀子各 15g；肝区胀闷者，加郁金 10g，茜草、海螵蛸各 15g；血压高者，加石决明 60g，草决明 30g。

【简介】归芍四逆汤由当归芍药散合四逆散加减而成。当归芍药散有养血疏肝、健脾利湿之功。四逆散有疏肝解郁、健脾行滞的作用。现代药理研究证明，四逆散能改善血脂代谢和血液流变性，既可以疏通微循环，以利于免疫复合物的消除，又可降低肝内三酰甘油和胶原蛋白的含量，以阻止脂肪蓄积和肝纤维化。方中当归、白芍、丹参养血活血祛瘀，改善微循环，增加血流量；白术、茯苓、泽泻健脾利湿，使痰无资生之源；柴胡疏肝散散结，防止脂肪肝；山楂活血化瘀消脂；枳壳行气消痰。诸药合用，脾得健运，肝得条达，痰湿无资生之源，肝络无阻滞之患，脂肪无续积之灾。

9. 平胃散加减

【来源】平胃散出自《太平惠民和剂局方》。

【组成】苍术、白术各 15g，厚朴 10g，半夏 10g，丹参 15g，泽泻 30g，炒枳壳

10g，生黄芪 15g，夏枯草 15g，生蒲黄 15g，山楂 20g，制何首乌 15g。

【加减】肝区痛加郁金 10g，柴胡 10g；恶心加竹茹 10g；肝阴虚加女贞子 9g，山萸肉 9g；肝阳上亢加刺蒺藜 9g。

【简介】长期膏粱厚味，或肝病后期调养不当，伤及脾气，湿邪久恋不去，化热炼液为痰而致脂肪肝。病机多为脾虚痰瘀交阻，肝胆失于疏泄。治宜健脾燥湿化痰之法，以燥湿祛痰的平胃散为基础，加用丹参、生蒲黄、山楂活血化瘀；加用何首乌、泽泻补肾利湿。现代研究表明平胃散在实验动物模型中显示出降低 TC、TG 的作用，治疗后使肝细胞的胞质疏松化、炎细胞浸润及脂肪变的程度都明显减轻。而在使用该药后，肝组织超微结构中胞质内的脂滴减少，细胞核、线粒体、粗面内质网的形态都能基本恢复正常状态。该方剂有逆转肝细胞脂肪变的作用。

10. 二陈汤加味

【来源】二陈汤出自《太平惠民和剂局方》。

【组成】半夏、丹参、陈皮、茯苓、白术各 15g，山楂、乌梅各 18g，甘草 8g。

【简介】二陈汤有健脾行气、燥湿化痰之功效，《古今名医方论》曰“二陈为治痰之妙剂，其于上下左右无所不宜”，二陈汤中陈皮能理气燥湿，使气顺而痰消；山楂化食积，消肉食油腻之积；茯苓健脾渗湿，俾湿去脾旺；乌梅使祛痰而不伤正；辅以丹参、甘草开郁散结，清热化痰。诸药合用，共奏祛痰利湿、疏肝健脾、消积化瘀之功效。

现代药理学表明，陈皮能有效降低 ALT 和 AST 水平，组方去掉陈皮后肝 CYP2E1 含量的降低作用明显减弱，半夏及陈皮作为君臣两药在二陈汤治疗 NAFLD 中发挥重要作用，两药分别发挥改善线粒体能量代谢障碍及降低肝氧化应激的作用，协同达到显著增效作用；山楂有助于加速脂肪代谢，减轻脂类在器官沉积；丹参可减轻脂质沉积，降低胆固醇含量，促进肝细胞修复再生；茯苓可促使肝内纤维组织重吸收。二陈汤能使得体内 FAI、TG 等降低，有助于改善患者肝脂肪堆积状态及血脂指标，另有研究表明二陈汤作为复方不仅能减轻大鼠肝脂肪变性，还有控制 NASH 模型大鼠肝炎性损伤的作用。二陈汤可有效降低肝组织中 SOD 及 MDA 含量，改善氧化应激的发生，同时恢复线粒体能量代谢障碍。二陈汤可降低 NAFLD 大鼠的肝指数、血脂、肝脂、ALT 和 UCP2 mRNA，引起 UCP2 表达下调，以达到调节机体脂质代谢，改善脂肪肝症状的效果。

11. 保和丸加味

【来源】保和丸出自《丹溪心法》。

【组成】山楂、莱菔子各 15g，神曲 6g，半夏 10g，陈皮 6g，连翘 12g，泽泻 15g，三七 5g，白术 15g，甘草 5g。

【简介】保和丸中山楂作为君药能消一切饮食积滞，尤善消肉食油腻之积；神曲、莱菔子为臣药，能消酒陈腐之积；半夏、陈皮作为佐药，可行气化滞，和胃降浊。痰阻日久易于化热，故佐连翘以清热，白术健脾，可达到降低游离脂肪酸和胆固醇，改善脂蛋白合成分泌的作用；三七活血化瘀，消瘀散结。纵观全方，消中有补，温中兼有清热，健脾消积，祛瘀化痰，疏肝化瘀，可以长期服用，脾得健运，食积得消，痰浊得去，肝中得清。

现代药理研究表明：保和丸可通过减少血清脂质的堆积，调节脂质代谢，降低脂质过氧化产物及氧自由基的生成，提高抗氧化酶的含量和减少 TNF-α 的生成等机制，从而达到防治 NAFLD 的目的。

12. 桃核承气汤合保和丸加减

【来源】桃核承气汤出自《伤寒论》；保和丸出自《丹溪心法》。

【组成】桃仁 15g，大黄 12g，芒硝 6g，桂枝 6g，炙甘草 10g，丹参 20g，柴胡 12g。

【加减】肝区胀闷不适者加郁金 12g，川楝子 12g；血压高者加牛膝 12g，菊花 15g，石决明 15g。

【功效】祛痰化积，消导和中。

【简析】脂肪肝的中后期因痰浊阻滞，气机不畅，血脉瘀阻，致使痰瘀互相搏结，在桃核承气汤合保和丸中，桃仁入肝经活血化瘀；大黄、芒硝荡涤湿热之邪，且能软坚散结。现代研究证明，大黄能促使胆汁排出，增加胃肠道的蠕动，减少三酰甘油、胆固醇在体内蓄积；桂枝疏通经络，宣导瘀湿痰浊。

13. 枳术汤合升降散

【来源】枳术汤出自《金匮要略·水气病脉证并治》；升降散出自《伤寒温疫条辨》。

【组成】枳实 40g，生白术 20g，蝉衣 6g，僵蚕 10g，生大黄 6g，姜黄 10g。

【加减】舌苔厚腻湿偏重者，加半夏 10g，竹茹 10g，薏苡仁 20g；舌质暗有瘀斑，瘀血偏重者，加三棱 6g，莪术 6g，山楂 10g；舌质红热偏重者，加焦山栀子 9g，丹皮 10g。

【简析】枳术汤出自《金匮要略》的“心下坚，大如盘，边如旋盘，水饮所作，枳术汤主之”。其所述的症状类似脂肪肝。枳实下气化滞，消痞除满，以利舒肝；白术健脾化湿，助脾运化，以利祛湿，补中有消，寓消于补。升降散首见于清代著名医家杨栗山所著的《伤寒瘟疫条辨》，其中说：“治温病，表里三焦大热，其症不可名状者”，但从其药物配置来看，实为气血失调。蝉衣祛风解经，透疹退翳，行上而透发；僵蚕祛风除湿，化痰散结，助上行而兼顾内外；生大黄活血去瘀，消痈散肿；姜黄破血行气通经止痛，助下行而顾及左右。诸药共用通内外，平调升降，和血理气，兼祛痰之功。另外，半夏燥湿化痰，消痞散结；竹茹清解湿痰；薏苡仁利水渗湿，健脾和胃，助二方以化湿祛痰，健运脾胃；三棱为气中之血药，莪术为血中之气药，均能破血行气，消积止痛；山楂活血化瘀消食积，加强活血通络、散瘀消积之功；焦山栀子清解郁热，有丹栀逍遥散之意，标本同治，使脾运得健，肝胆得疏，痰湿不能滋生，肝络无瘀阻，脂肪无以蓄积，故获良效。

除了一些经典名方，在后人的不断探索中亦发现一些治疗脂肪肝的有效方剂，这些方剂结合了中医药的病因病机、发病机制及现代药理研究的成果，在治疗中亦显

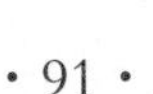

示了有效的治疗作用。此类方剂诸多，不能一一列举，仅列出部分自拟方剂，以启发临床。

1. 降脂益肝汤

【来源】崔应珉.中华名医名方薪传.河南医科大学出版社.1997。

【组成】泽泻 20～30g，草决明 15～20g，丹参 15～30g，生山楂 30g，黄精 15～20g，虎杖 12～15g，荷叶 15g。

【功效】清肝利湿，活血化瘀。

【简析】方中泽泻利湿，荷叶升清降浊，草决明、虎杖清肝经之热，丹参、生山楂行肝经之瘀，佐以黄精滋养肝血，使之利湿而不伤阴，活血而不耗血，久服无弊。

注：原方中本有生何首乌 15～20g，因现代药理研究表明何首乌可能会造成一定的肝损害，故此书中将其删去。

2. 清肝化滞汤

【来源】俞慎初.名医名方录·第四辑.中医古籍出版社.1994。

【组成】柴胡 10g，白芍 15g，金钱草 10g，浙贝母 10g，鸡内金 10g，茯苓 10g，枳实 10g，郁金 10g，莱菔子 10g，香附 10g，丹参 15g，黄芪 50g，山楂 10g，陈皮 10g。

【功效】疏肝利胆，运脾化滞。

【简析】本方系中医专家陈白咸治疗脂肪肝经验方，病因缘于嗜食肥甘，喜静少动，则脏腑功能失调，责之肝失疏泄，胆气郁遏，渗化脂浊无权则痰浊生焉。肝木乘土，中埠虚惫，升降转化失常，则谷反滞，津反为痰，久必酿成脂浊。其性重浊黏着，容易亲和鳌合于肝为患，与现代医学中的脂质代谢障碍类似，与肝内脂肪蓄积过多的病理改变也相吻合。方中柴胡辛、苦，微寒，为疏肝畅胆之要药，并引诸药达肝经，研究证实其具有松弛胆道括约肌，促进胆汁排泄功能，故《神农本草经》将其列入“推陈致新，久服轻身”之上品；白芍味苦，善养血柔肝，与柴胡相合，疏养并举，久用全无劫阴之弊；胆为洁净之腑，性喜清凉而恶灼热；金钱草性味苦，平，与胆气相求，清利肝胆，廓清湿浊而澄源清流；浙贝母解郁清脂散结入肺肃降，以助大肠推荡之力，促进代谢则脂浊无以内存之机；莱菔子、郁金、枳实、山楂散郁滞，化痰降脂，宽胸利膈；鸡内金、茯苓、陈皮健脾助运，理气消谷，寓“肝病实脾”之意；根据肝病治疗“用热不得远寒，用寒不得废热”的原则，取甘温之黄芪，补肝气以助疏泄，益中气以振奋机能，佐之以防清胆药苦寒之弊；香附合丹参，行气活血化瘀，以冀气行痰消，瘀去血行而百脉通畅。全方清化疏利，标本兼顾，祛邪而不伤正，补虚而不恋邪，裨肝胆脾胃疏泄升降自如，机体代谢正常而百病自除。

3. 疏肝利胆汤

【来源】吴光烈.名医名方录第四辑，中医古籍出版社.1994。

【组成】茵陈、丹参、黄芪、补骨脂、生山楂各 30g，陈皮、半夏各 15g，大黄 9g，甘草 6g。

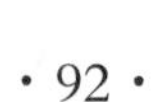

【功效】疏肝利胆，降脂消瘀，健脾和胃。

【简析】方中茵陈含6，7-二甲氧基香豆精元原酸咖啡酸，它能促进胆汁分泌及胆酸胆红素的排泄，还可使胆汁中脂质含量降低。茵陈能修复受损的肝细胞；生山楂能消食化积，与陈皮、大黄合用，能有效降血脂胆固醇；黄芪有明显的降血糖作用，能防止肝糖原减少，保护肝细胞；丹参有扩张血管、改善血液循环、增加肝血流量的作用；陈皮有维生素D样作用，能防止微血管破裂出血。诸药合用，有疏肝利胆、降脂消瘀、健脾和胃之功。

4. 复方熊胆散

【来源】崔应珉.中华名医名方薪传.河南医科大学出版社.1997。

【组成】青黛15g，明矾15g，川黄连10g，熊胆3g。

【功效】疏肝解郁，清热化痰。

【简析】方中川黄连燥湿痰；熊胆清热，凉肝利胆；青黛、明矾可以清热退黄，且在临床实践中上观察到有祛脂作用。

注：现代临床上熊胆已经难以获得，故此方仅作为临床参考。

5. 运脾净肝汤

【来源】赵玉玺. 运脾净肝汤治疗脂肪肝11例. 河南中医. 1996.（2）：44。

【组成】柴胡9g，厚朴9g，枳实9g，当归12g，半夏12g，陈皮12g，赤芍15g，白芍15g，茯苓15g，郁金15g，苍术7g，穿山甲7g，泽泻30g，山楂30g，薏苡仁30g，丹参30g，甘草5g。

【功效】燥湿化痰，疏肝理气，行气活血，消食化滞。

【简析】脂肪肝的病因病机为嗜食肥甘，起居失宜，脾运不及，升降失序，精微、食、湿停聚中焦，郁久化热，变生痰浊，壅滞中宫，气机不利，土壅木郁，脾不健运，肝失疏泄，气血运行不畅，痰瘀互结于体内，沉积于肝，结合病因病机，熔启宫丸、平胃散、逍遥丸、血府逐瘀汤于一炉，进退化裁，加入行气解郁、活血化浊的郁金，善通经髓的穿山甲，重用具有抗脂肪肝作用的泽泻，降血脂的山楂，组成此方。

6. 清利化痰汤

【来源】关幼波.关幼波临床经验集.人民卫生出版社.1979。

【组成】茵陈90g，醋柴胡10g，薄荷9g，炒栀子10g，牡丹皮10g，赤芍10g，白芍10g，丹参15g，泽兰15g，香附10g，郁金10g，金钱草30g，六一散10g，白矾1.5g。

【功效】疏清肝利胆，活血化瘀。

【简析】方中茵陈、金钱草、六一散清热利湿；赤芍、牡丹皮、泽兰养血活血；丹参、栀子、白芍活血凉肝；薄荷疏肝；醋柴胡、香附、郁金、白矾理气化痰，且白矾有利胆退黄祛脂的作用。全方清热利湿，活血化瘀，疏肝利胆。

7. 去脂汤

【来源】马子知. 32 例肝炎后脂肪肝治疗小结. 河北中医. 1992（3）：19。

【组成】白矾 6g，青黛 6g，山楂 15g，草决明 15g，泽泻 12g，郁金 12g，丹参 12g，浙贝母 15g，槟榔 12g。

【功效】疏肝化痰降脂。

【简析】方中白矾味酸入肝消痰，青黛清肝祛痰，二药配伍，名“青矾散”，除湿祛痰，清肝消脂；草决明清肝润肠，山楂祛瘀消积，两药合用，有很好的降脂作用；丹参活血，浙贝母化瘀散结；槟榔化湿具有破脂作用，泽泻利尿，使痰从小便而出，能降血清胆固醇。

8. 消胀汤

【来源】李普. 肝病. 河南科学技术出版社. 1982。

【组成】三棱 12g，莪术 12g，丹参 30g，郁金 15g，香附 15g，乌药 10g，茯苓 30g，生白术 30g，生山药 30g，生薏苡仁 30g，炮山甲 12g，砂仁 10g，沉香 3g（冲服），焦山楂 30g，泽泻 15g，大腹皮 15g。

【功效】消积化痰，化瘀通络，疏肝健脾，利湿脱脂。

【简析】方中三棱破中之郁结，莪术行血中之郁滞，两者配伍，活血散瘀行气消积；丹参、郁金活血化瘀，兼解郁利气；炮穿山甲善走窜活瘀通络；香附、乌药入肝经疏肝气，走少腹畅大肠，入血分以加强活血之用；沉香、砂仁理气降气，宽中除胀；生白术、茯苓、生山药、生薏苡仁健脾化湿；泽泻、大腹皮利湿行气；焦山楂消积化滞合丹参、泽泻化瘀利湿消积。全方共奏消积化痰、化瘀通络、疏肝健脾、利湿脱脂之功。

四、非药物治疗

2012 年版美国《非酒精性脂肪肝诊治指南》、中华医学会肝病学分会发布的《非酒精性脂肪性肝病诊疗指南（2010 修订版）》和中华医学会内分泌学会制订的《非酒精性脂肪性肝病与相关代谢紊乱诊疗共识（2013 版）》认为改变生活方式可以降低肝酶水平和改善脂肪肝。对于 NAFLD 患者，减少静坐时间，增加运动时间可有效防治脂肪肝。与手术、药物等治疗方式相比，运动是更加经济、安全的绿色疗法，同时还可以治疗肥胖等其他代谢性疾病。

（一）脂肪肝运动疗法

运动疗法是针对疾病的特点，选择不同的体育锻炼方式，或通过增加体育运动量来进行防病治病的方法，是综合治疗的重要组成部分之一，它包括各种主动和被动的运动。与其他治疗方法相比，运动疗法是一种主动的疗法，它需要患者积极主动地参加，并能认真坚持，以此来训练和提高自我控制能力。它也是一种全身疗法，它所引

起的是整体性的生理效应，既对局部病痛有治疗作用，又对全身各内脏器官产生积极影响；它还是一种恢复功能的疗法，经常从事体育锻炼的人，精力、体力、内脏功能及抵抗力适应力均比不锻炼的人强；它更是一种防病的手段，它可以增强人体抵抗力，增强体质，在治疗疾病的同时也预防疾病的发生。

体育运动能消耗热量、降脂减肥、改善 IR，通过肌肉运动加快血液循环，促进组织新陈代谢和体内脂肪分解，肌肉运动需要消耗能量，短时间的运动主要由糖来提供能量；较长时间的运动，肌肉可有选择性地将脂肪作为能量的来源，从而促进脂肪分解，减少脂肪蓄积，腹腔内脂肪消退尤其明显；运动可以促进肌肉蛋白的合成，因而在身体脂肪选择性减少同时，非脂肪体重几乎没有变化；运动可以改善葡萄糖代谢，增强细胞对胰岛素的敏感性，从而降低血糖和减少患者对胰岛素的需要量；运动还可以降低血液中三酰甘油的浓度，后者可减少血脂在血管中沉积，防止动脉粥样硬化；运动可提高身体适应性和最大劳动能力，从而减轻日常活动时的生理和心理负担。此外，坚持体育运动可以培养正常而有规律的生活习惯。

本章主要从运动的分类、运动项目的选择、运动前注意事项、运动疗法的禁忌证方面，帮助脂肪肝患者了解运动疗法，并用于临床指导患者实践。

（1）运动的分类　一般来说运动分为两大类，即有氧运动和无氧运动。有氧运动一般指以锻炼全身体力和耐力为目的的全身性的、中低强度的动态运动，它在锻炼期间以有氧分解代谢为主，这种运动可以促进人体对氧的利用，因而可以改善体内各器官和系统的生理、生化状况，尤其是对心肺血管的功能更有促进作用，可以促进呼吸、强化心脏、扩张血管、增加血液循环和组织器官氧气供应。慢跑、中快速步行（每分钟 115～125 步）、骑自行车、上下楼梯、爬坡、打羽毛球、踢毽子、拍皮球、跳舞、做广播体操、跳绳、游泳，这些运动可以使交感神经兴奋，血浆胰岛素减少，而儿茶酚胺、高血糖素和生长激素分泌增加，抑制三酰甘油合成，并促进脂肪分解。有氧运动虽然能够有效治疗脂肪肝，但对于心肺功能低下、体重过大、缺少运动耐力的脂肪肝患者来说，他们不适合进行有氧运动，宜选择抗阻力运动方式。

无氧运动是指以无氧代谢为特征的运动项目及局部锻炼，无氧运动通常是一些时间短、强度大的运动，机体在短期高强度运动时需要消耗大量的能量，而此时氧的供给相对不足，所以机体主要通过体内碳水化合物，如肌糖原、肝糖原等无氧酵解来提供能量。如短跑、打篮球、踢足球、练单杠、练双杠、练柔道等，虽然增加了机体能量的消耗，但是消耗的是碳水化合物，对于减轻体重和改善心肺血管的功能没有太大的帮助，效果远不如有氧运动。

其实在任何一种运动中，机体都不是单一的有氧代谢或以有氧代谢的方式来提供能量的，有关研究认为人体以何种方式供能，取决于需氧量与摄氧量的相互关系，当摄氧量能满足需氧量时机体即发挥有氧代谢功能；当摄氧量不能满足需氧量时，其不足部分即依靠无氧氧化功能。需氧量取决于运动的强度，强度越大需氧量越大，无氧代谢的比例也越大。

（2）运动项目的选择　有氧运动除了可以消耗体内脂肪外，还可以改善体内各器官和系统的生理生化状况，特别是有利于增强心、肺、血管的功能。因此我们应该选择有氧运动项目。

但并不是所有的有氧运动都适用于每一个脂肪肝患者，运动项目的选择除了要考虑患者的身体健康状况外，还要结合患者的爱好、原有的运动基础、居住环境等个人情况，如体质好、肥胖程度轻的，一开始就可以选择运动量较大的运动类，如球类、越野跑等；体质差的患者可以选择骑自行车、快步走、慢跑等运动项目，住在郊区或运动场周围的患者可以越野跑或健身跑，室内条件较宽敞的可以在室内运动。总之，运动项目应该个体化，只有这样才能保证患者参与的热情，才可能有效果。有研究认为相同的运动项目，同样的运动强度，在不同的时间进行所消耗的能量是不同的：下午或晚上锻炼要比上午锻炼多消耗 20%的能量，所以运动锻炼时间最好选择在下午或晚上，散步的最佳时间则是晚饭后 45 分钟内，此时热量消耗大，减肥效果最好。

（3）运动注意事项

1）运动前检查：运动时有可能发生各种疾病或使原有的疾病，包括潜在的疾病加重，因此在运动疗法开始之前必须进行身体检查。检查的内容主要包括：①安静时的心电图、血压，并通过运动负荷试验，对运动时反应进行正确评估；②眼底、血脂、血糖和肝肾功能；③运动系统的检查，如有无骨、关节、肌肉、韧带等疾病；④其他基础疾病相关的检查。

2）运动量、频度强度的控制：运动量与运动强度和运动时间呈正相关，运动强度越大，运动时间越长，则运动量越大，消耗的热能就越多，燃烧的脂肪就越多，减肥的效果就越好，因此应该逐渐地加大运动强度，逐渐地增加运动时间；但是运动量不能过大，如果超出身体的负担能力会造成过度疲劳、运动性损伤及血压升高等不良反应，影响健康。只有适当的运动量才能有效地促进脂肪燃烧，减轻体重，运动量可以用疲劳程度来衡量，一般运动后有轻度的疲劳感，尤其是平素不参加运动的肥胖者，在运动初期更为明显。疲劳感觉在休息 10～20 分钟后渐渐消失，这样的运动量就合适；若运动疲劳乏力不因休息而减少，甚至睡眠后仍感不适，则应减少运动量或者改变运动项目，也有人认为运动量的大小以达到呼吸加快，微微汗出后，再坚持一段时间为宜。

运动频率：一般来说坚持每周锻炼 3 次以上，最好每天运动，每次运动时间不少于 30 分钟。

运动强度要适宜，运动强度一般靠心率来控制，首先要确定最大安全运动心率（为 220 减去年龄）。一般情况下，要求运动时心率达到最大安全运动心率的 60%～70%，为安全起见，开始阶段达到最大心率的 50%，如情况良好，可逐渐增加，以身体能耐受、无不良反应、能达到锻炼减肥目的为度。

（4）运动疗法的禁忌证　　运动有益健康，而且对营养过剩性的脂肪肝有良好影响，但并非所有的脂肪肝患者都应参加运动，肠外营养、甲状腺功能亢进、肺结核等全身消耗性疾病皆有所禁忌；对于药物性脂肪肝、ALD、化学毒性脂肪肝患者，过度运动则会干扰代谢；妊娠脂肪肝、Reye综合征则应限制运动，增加卧床休息时间；营养过剩性脂肪肝患者如果存在严重的合并症，如严重的心脑血管疾病、糖尿病肾病、增殖性视网膜病、肝肾功能障碍等，应限制活动，甚至禁止运动。

脂肪肝患者合并有下列疾病时应禁止运动：急性心肌梗死、不稳定性心绞痛、充血性心力衰竭、严重的心律失常、重度高血压、严重糖尿病、肝肾功能不全等医生认为不适合运动的患者。

脂肪肝患者合并有下列疾病时，应限制运动并必须在严密的医学观察下进行：频发室性期前收缩和心房颤动、室壁瘤、肥厚梗阻性心肌病、扩张型心肌病、未能控制的糖尿病、甲状腺功能亢进、肝肾功能损害、严重肥胖、应用洋地黄或β-受体阻滞剂等药物者。

（二）饮食疗法

摄取食物并消化吸收和利用食物中的营养素来维持生命活动是人类生存的基本条件，现代医学认为营养治疗是疾病综合治疗的一个重要组成部分，合理的营养治疗可以提高机体抗病的能力，促进疾病的康复。对某些疾病来说，营养治疗可能是最主要，甚至是起决定性作用的治疗手段。我国对营养治疗认识很早，如《内经》中提到“五谷为养，五果为助，五畜为益，五菜为充”的饮食原则，就与现在营养学的平衡膳食原则比较一致；《景岳全书》中曰：“凡伤寒饮食有宜忌……不欲食，不可强食，强食则助邪。就愈之后，胃气初醒，尤不可纵食。”这样的记载是对饮食治疗的精彩论述。《食医本草》《食医心鉴》《千金食治》是古人对饮食治疗的总结，所以说饮食治疗是非常重要的。

限制饮食中热量摄入是减重的基础，应当给予患者明确的饮食指导，包括详细的饮食处方建议。应当注意的是，尽管目前有多种饮食模式，但并没有一种饮食模式可以推荐作为理想的减重方案，应根据个体活动强度、年龄、标准体重及身体健康状况计算每日所需要的热量，制定个体化饮食方案，使摄入量持续低于机体的消耗量，以达到减轻体重的目的。

特别要注意，饮食治疗常见的误区之一是极低热量饮食（VLCD）。长期VLCD使脂肪过度提供热量，对以葡萄糖供能为主的大脑和心肌代谢会带来不利影响，甚至发生心肌损伤致心源性猝死，同时肝肾代谢负荷过重，因肥胖常伴脂肪性肝病，也常伴高血压甚至肥胖性肾病，因此长期VLCD可能加重肝肾损害。误区之二是不进食或极少进食碳水化合物，后果与VLCD相似。误区之三是不进食动物脂肪，由于相当部分必需脂肪酸需要动物脂肪提供，因而没有动物脂肪摄入会造成脂肪酸代谢失衡。误区之四是仅饮食治疗，不与运动配合。对于肥胖伴 IR，要改善 IR 除减少热量外，必须配合运动，否则减轻 IR 的作用不明显。

（1）饮食治疗的目标　治疗疾病的最终目的不外乎是为了提高生存质量，脂肪肝患者饮食治疗的目标主要表现为以下四个方面：①尽可能维持体重、血脂、血糖在正常范围内；②去除或改善脂肪在肝的沉积；③防止低血糖酮症酸中毒、肝性脑病等急性并发症，防止或改善肝、心血管、肾脏的慢性并发症；④提供足够的营养，维持儿童、青少年的正常生长发育和成年人正常生活及社会劳动。

（2）饮食治疗的原则　控制热量摄入，包括减少脂肪的摄入量，提高脂肪的质量，脂肪一般占总热能的 20%～25%，并注意饱和脂肪酸、单不饱和脂肪酸和多不饱和脂肪酸的比例，一般来说三者之间的比例以 1∶1∶1 为宜。因为饱和脂肪酸摄入过多会导致肥胖、动脉粥样硬化和高血压等疾病，多不饱和脂肪酸摄入过高也可引起脂肪肝、胆结石，并可促进乳腺癌、结肠癌的发生，所以脂肪肝患者应尽可能多地摄入不饱和脂肪酸，多用植物油做烹调的材料。各种油脂中如猪油、牛油、羊油、黄油、奶油、椰子油、棕榈油富含饱和脂肪酸，橄榄油、菜籽油、茶油、花生油含单不饱和脂肪酸，而大豆油、玉米油、芝麻油、棉籽油、红花油、鱼油、葵花籽油富含多不饱和脂肪酸。

1）脂肪肝患者还应限制胆固醇的摄入。胆固醇一般每日摄入不超过 300mg。高胆固醇血症，以胆固醇摄入每日不超过 150mg 为宜。富含胆固醇的食物主要包括动物的内脏，脑髓、蛋黄、鱼子等含量尤多。需要注意的是，如果因为限制胆固醇的摄入导致动物性蛋白摄入偏低，则应该在食物中适当地增加豆类制品的分量，特别是黄豆及黄豆制品，因为大豆蛋白也是一种蛋白。

2）限制碳水化合物的摄入。流行病学研究表明，高碳水化合物的摄入，特别是高糖饮食容易造成龋齿、肥胖、高脂血症和脂肪肝。因为碳水化合物摄入过多，可增加胰岛素的分泌，促使糖转化为脂肪，脂肪肝患者应该摄入低碳水化合物饮食，碳水化合物占总热量的 50%～60%。但过分限制碳水化合物的摄入可使胰岛素的敏感性降低，导致低血糖及酮症，因此每日摄入的碳水化合物不得低于 100g，同时患者还应禁食单糖、双糖类食物，限制零食、糕点、果脯等。

3）增加膳食纤维和维生素的摄入量。膳食纤维分为可溶性和不溶性两大类，前者包括果胶、纤维素、乳糖、藻酸钠等，可减慢胃排空时间，延缓肠道糖类吸收，促进胆汁酸盐的排泄，有利于减轻餐后血糖的升高，改善糖耐量，降低血脂和胆固醇，减少动脉粥样硬化和结肠癌的发生率，并能增加饱腹感，有利于进行饮食管理。脂肪肝患者膳食纤维的推荐量为每日 40～60g，由于高膳食纤维的摄入会影响食物中维生素和矿物质吸收，所以应多进食富含维生素的新鲜蔬菜水果，必要时可遵从医嘱进行维生素复合制剂和矿物质制剂的服用。

4）适量饮水。水是人体重要组成部分，具有十分重要的生理功能，适量饮水能促进新陈代谢，有益健康。对于肥胖性脂肪肝患者来说，适量饮水有助于肾功能的正常发挥，减轻体重，释放过剩的营养，脂肪肝患者饭前 20 分钟饮水可以使胃有一定的饱腹感，可以起到一定降低食欲、减少食量的作用，有助于减肥；睡前饮水可以防止夜间血液黏稠度过高，减少脑卒中的发生。一般来说成人每日需要饮水约 2000mL，老年人约 1500mL，但不应一次饮水过多，最好选择白开水、矿泉水、净化水，以及清淡的绿茶、菊花茶等。

5）改变不良的饮食习惯。过分追求高品位、高热量的食物是造成能量过剩的原因，为肥胖和脂肪肝的发病提供条件，此外进食速度过快可导致饱腹感消失，往往会造成食物的摄入量过多，从而易导致肥胖症的发生。酗酒本身不是一种正常行为，而且酗酒可引起并加重肝内脂肪浸润，是 ALD 的罪魁祸首，必须坚决摒弃。

脂肪肝的病因主要有肥胖、糖尿病、酗酒、高脂血症及患肝炎后休息营养过多等。对于这些类型的脂肪肝患者饮食治疗最为有效。

肥胖性脂肪肝饮食要点：在保证营养素全面摄入的前提下，适当减少脂肪、糖类及总热量的摄入，以及限制高胆固醇食物。对此类患者应首先确定减重目标，一般每月减重 1～2kg，每日应减少能量摄入 250～500kcal，坚持一年可减重 10～20kg，肝脂肪沉积随之消退，但要注意定期进行医学检查，并适当补充所需的各种营养素；如果效果不明显，可改用低热量食疗，每日 600～1200kcal，或超低热量食疗，每日低于 600kcal，但超低热量疗法不是每个肥胖者都适用的，需要严格进行病例的筛选，并且需要住院治疗。该方法可以在短期内取得较好的减肥效果，但容易导致脂肪性肝炎和肝纤维化，以及可能会导致电解质异常、高尿酸血症和酮症等不良反应。许多研究表明，初期减肥速度过快，心脑血管硬化和肝纤维化的发生概率也越大，维持体重也更困难，因此脂肪肝患者饮食治疗的目标是将初期阶段减肥程度控制在 10%～15%。

糖尿病性脂肪肝饮食要点：无论是 1 型还是 2 型糖尿病性脂肪肝，饮食治疗均至关重要，部分轻型病例采用单纯的饮食治疗即可奏效，重型病例则需要用药物治疗，同时必须严格配合饮食治疗。饮食治疗的要点是采用低热量、低脂、高纤维膳食，碳水化合物可占总热量的 60%左右；合并有肾病的患者，应根据肾功能的情况来确定每日蛋白质的摄入。

ALD 饮食的要点：严格禁酒，同时摄入高蛋白、高热量、高纤维素饮食，以纠正营养不良，适当限制脂肪不超过总热量的 15%～20%，并尽量减少多不饱和脂肪酸的摄入，因为多不饱和脂肪酸可通过脂质过氧化作用，诱发和加重肝损伤。单纯 ALD 患者，戒酒基本上可以逆转肝脂肪变。

高脂血症可以发生脂肪肝，脂肪肝患者也常合并高脂血症，两者均可通过饮食疗法而治愈，饮食要点为低糖、低脂、低胆固醇、低热量和高纤维素饮食，尽量多吃香菇、木耳、芹菜、山楂等有利于降血脂及减少肝脂肪沉积的食物。

此外，还有一些营养不良性脂肪肝，多见于摄入食物不足和消化吸收障碍及慢性消耗性疾病的患者，饮食的要点为高蛋白、高维生素、高热量和低纤维素。病情严重者可加用复方氨基酸制剂口服。

肝炎后脂肪肝多见于急性病毒性肝炎恢复期或慢性肝炎患者，因食物热量过多或过分限制活动，导致体重增加和脂肪在肝沉积。饮食要点与肥胖性脂肪肝相同，常见的类型是 HBV、HCV 感染，能直接影响肝脂肪代谢，导致肝脂肪变性，治疗上主要是依靠抗病毒治疗，饮食治疗收获甚微。Reye 综合征、妊娠急性脂肪肝、中毒性脂肪肝均以治疗原发病为主。

（三）针灸疗法

中医学认为，本病病因为过食肥甘厚腻，饮酒过度，其产生主要作用于肝、脾两脏，其病因可概括为肝失疏泄，肝血瘀滞，脾失健运，湿邪不化，痰湿内生。故活血化瘀，疏肝解郁，健脾化湿祛痰可作为本病总的治疗原则。

针刺治疗脂肪肝以调整脾胃功能和内分泌功能为原则，在辨证的基础上加以辨证和对症处理。对患者的异常功能状态呈双向良性调整，最终使之达到平衡。针刺治疗脂肪肝，操作简单，无毒副作用，是一种绿色疗法，可发挥行气活血、疏肝利胆、健脾化湿之效，能够调整脂肪代谢，改善肝细胞的功能。从而达到消除肝内脂肪的目的。针灸治疗脂肪肝的工作原理：①通过调节神经系统，可以使胃的活动水平降低，以及餐后胃排空延迟，并可以抑制胃酸分泌过多，纠正异常的食欲。此外，针灸所引起的神经递质释放发生变化，也可以影响食欲。②在内分泌系统方面，针灸通过调节下丘脑-垂体-肾上腺皮质和交感肾上腺皮质两个系统，使内分泌紊乱得以纠正。肥胖患者过氧化脂质高于正常值，通过针灸调节脂质代谢过程，可以使人体中过氧化脂质含量下降，加速脂肪分解。

针灸疗法，包括针刺疗法和灸法两种。针刺疗法是使用各种不同的针具，用于经络穴位和病变部位，以防止疾病的方法；灸法，利用某种可燃的材料和药物，在穴位上或患处烧灼，或熏熨，借助温热作用通过经络来调整人体生理平衡，而达到防病治病的一种方法。

1. 针刺疗法

根据脂肪肝的发病机理，其职责为健脾化湿、疏肝利胆、活血化瘀，具体有以下辨证施针方法。

（1）寒湿内停

【主症】脘腹痞满，肝区不适，形体肥胖，肢体沉重，易疲劳，大便溏，舌质淡红，苔白腻，脉滑。

【取穴】肝俞、脾俞、阴陵泉、足三里、丰隆、公孙。

【手法】泻法。

（2）肝郁气滞

【主症】肝区胀满或胀痛，胸闷，嗳气，情志不畅时症状加重，舌质淡红，苔薄白，脉弦。

【手法】泻法。

（3）脾虚痰阻

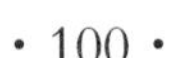

【主症】神疲乏力，面色萎黄或虚浮，腹胀，纳差，便溏，舌质淡胖，苔白腻，脉细。

【取穴】脾俞、胃俞、中脘、气海、足三里、阴陵泉、三阴交、公孙。

【手法】平补平泻法。

（4）瘀血阻络

【主症】肝区疼痛明显，甚或刺痛，胁下触及肿大肝脏并有触痛，舌质紫或暗，脉弦。

【取穴】肝俞、膈俞、章门、支沟、阳陵泉、太冲。

【手法】泻法。

2. 耳针

【取穴】肝、脾、胸、皮质下、内分泌。

【方法】先在穴区按压，寻找敏感点，然后进行针刺或埋针，或将贴有王不留行籽的胶布固定于耳穴，要求患者在每天进食前、睡前自行按压 3 次，每次按压 2 分钟，双耳交替。埋针法，每 2～3 天更换一次；压丸法，5 天更换一次。

3. 艾灸

【主穴】三焦俞、脾俞、关元、足三里。

【配穴】天枢、三阴交、丰隆、阴陵泉。

【操作】每次选主穴及配穴各 2 个，用隔姜灸法，每穴灸 7 壮，每天 1 次，1 个月为 1 个疗程；或暴露穴位，点燃艾条，间接灸法，距离穴位的高度及穴位皮肤温度以患者能忍受为准，用雀啄法或旋转法。

其他常见的针刺取穴有丰隆、足三里、三阴交、阳陵泉、内关、肝俞、足三里、丰隆、关元、合谷、肾俞，以 1.5 寸毫针刺入。穴位加减：肝郁气滞者，加太冲、行间，用泻法；痰湿困脾者，加公孙、商丘，用泻法；瘀血内阻者，加血海、地机，用泻法；肝肾两虚者，加太溪、照海、复溜，用补法。每次留针 30 分钟，每周 3 次，治疗 3～6 个月。

（四）推拿疗法

中医推拿能够有效治疗脂肪肝。治则以通经脉，调气血为主。

以一手拇、食指相对分别按压内关、外关穴位，用力均匀，持续 5 分钟，使局部有酸重感，有时可向指端放射。

足三里穴疏肝理气，通经止痛，强身定神。方法：以拇指或食指端部按压双侧足三里穴。指端附着皮肤不动，由轻渐重，连续均匀地用力按压。

大椎穴疏通经络、祛风散寒、扶正祛邪。方法：坐位，头略前倾，拇指和食指相对用力，捏起大椎穴处皮肤，做间断捏揉动作。

肝炎穴疏通经络，补虚泻实，行气止痛。方法：下肢膝关节屈曲外展，拇指伸直，其余四指紧握踝部助力，拇指指腹于内踝上 2 寸之“肝炎穴”处进行圆形揉动。经常按摩这些穴位能够有效防治脂肪肝，同时配合运动和饮食调理，效果更好。

第十二章　脂肪肝并发症的相关治疗

一、并发代谢综合征的治疗

代谢综合征（metabolic syndrome，MS）是脂肪肝重要的并发症，是以腹型肥胖、血脂异常、高血压和糖代谢异常为特点的临床综合征。

对 MS 病因的认识：IR 为 MS 的基础，肥胖和 2 型糖尿病不仅是 NAFLD 常见的两种伴随疾患，而且是其进展为严重肝病的独立危险因素。NAFLD 患者血浆胰岛素及血糖水平显著升高，胰岛素敏感性明显降低，对于中、重度肥胖症患者而言，IR 和高血压是 NAFLD 进展的独立预测因素。近年来高血压已被认为是导致心血管疾病的独立危险因素，良好的血压控制是改善 MS 预后的重点措施。长期坚持控制饮食和体育锻炼是防止或减轻肥胖、超重的主要措施。MS 的饮食强调低脂肪、高复合碳水化合物及高纤维，尽量食用未加工的食品，对仅提供高热量而无其他营养素的食物，如脂肪、蔗糖及酒类则应尽量避免。有氧运动能直接增加能量的消耗，如能习惯性进行，将对降低体重及减轻肥胖起良好效果。应结合个体具体情况（尤其是年龄及伴发的疾病）选择合适的项目及训练的程度和时间。至于减肥药物使用应慎重，因为过去的减肥药物多属于作用于中枢的食欲抑制剂，其中拟儿茶酚胺类的马吲哚及芬氟拉明均因明显副作用而撤出市场。另一种减肥制剂为通过阻断饮食中脂肪的吸收而达到减肥的目的。药品奥司利他（赛尼可）是目前唯一被 FDA 批准用于肥胖症的该类药物。

（一）西医治疗

1. 改善 IR 和控制血糖

（1）高胰岛素血症阶段的高血糖　包括 IGT、餐后高血糖，B 淋巴细胞存留 40%～60%。强调早期治疗的必要性，特别注意控制餐后高血糖，可用二甲双胍、罗格列酮、糖苷酶抑制剂、脂肪酸氧化酶抑制剂。

噻唑烷二酮（罗格列酮）：是一种过氧化物酶增殖体受体激动剂，能够对患者机体内胰岛素效应有关的多种基因转录途径进行有效的调节。这些基因的具体生理功能涉及葡萄糖的产生、转运、利用及对脂肪肝的代谢过程进行调节。

（2）正常胰岛素血症阶段的高血糖　即 FPG、PPG 均升高型糖尿病，胰岛功能处于衰竭阶段。降糖方案：抗高糖药 + 降血糖药；抗高糖药 + 睡前中效胰岛素。

（3）低胰岛素血症阶段的高血糖　FPG＞13.1mmol/L，胰岛功能处于衰竭阶段，降糖方案：胰岛素 + 胰岛素增敏剂。

注意点：肾功能不全、肝功能不全、合并严重感染时及需要使用碘化造影剂和过量饮酒时，应谨慎使用或暂停二甲双胍治疗。不推荐胰岛素增敏剂用于 NASH 患者肝损伤和肝纤维化的治疗。

2. 纠正血脂紊乱

血脂紊乱与脂肪肝关系密切，许多学者尝试应用降脂药物治疗脂肪肝，但至今尚无该药物有效预防治疗脂肪肝的足够证据，并且脂肪化的肝比正常肝更不耐受降脂药物。因此，目前认为，不伴有高脂血症的脂肪肝不应用降血脂治疗；伴有高脂血症的脂肪肝在综合治疗的基础上，酌情应用降脂药物，但需要适当减量和监测肝功能，必要时联用保肝药物。

（1）降脂药的使用原则　　在治疗原发病、控制饮食、增加运动 3 个月后，如果 TC＞6.46mmol/L，或者 LDL-C＞4.14mmol/L，或 TG＞5.6mmol/L，应给予对肝功能影响较小的降脂药物。对于 ALD 伴有高脂血症者，彻底戒酒是最好的治疗措施。此外，可加用对肝功能影响较小的降脂药物。对于原发性高脂血症所致的脂肪肝的治疗，在一般治疗如运动治疗、饮食治疗效果不满意时，才使用降脂药物。

（2）常见降血脂药物在脂肪肝中的应用

1）胆酸螯合树脂类：此类药物通过阻止胆酸或胆固醇从肠道吸收，使其从粪便排出，胆汁酸肝肠循环减少，肝内胆固醇转化为胆汁酸增多，肝细胞从血浆摄取低密度脂蛋白增加，主要是降低低密度脂蛋白胆固醇浓度，对高甘油三酯血症无效。对肝的直接损伤较小，但它减少了胆酸重吸收，产生继发性胆汁过饱和状态，有促进胆石形成的潜在危险。

2）烟酸及其衍生物：烟酸通过抑制 cAMP 的形成，降低三酰甘油酶活性，使肝极低密度脂蛋白（VLDL）合成减少，进而减少 LDL，并抑制肝细胞利用辅酶 A 合成胆固醇，故可降低 TC、TG 和 LDL-Ch。烟酸还可升高血 HDL-Ch 水平。主要副作用有皮肤潮红、胃肠道反应、瘙痒，且糖耐量降低，使血尿酸增加，还可使消化性溃疡恶化，引起肝功能损害。因此，糖尿病、痛风及有肝功能损害的患者禁用烟酸。

3）羟甲基戊二酸单酰辅酶 A（HMG-CoA）还原酶抑制剂：又称他汀类药。HMG-CoA 还原酶是胆固醇生物合成的限速酶。HMG-CoA 还原酶抑制剂通过对该酶特异的竞争性抑制作用，使 HMG-CoA 不能转变成甲基二羟戊酸，从而阻断胆固醇的合成，降低血胆固醇水平。目前主要用于以胆固醇升高为主的高脂血症。动物实验和临床研究表明，这些药物在改善脂肪肝患者血浆脂质代谢的同时，对肝脂质沉积也有一定的改善作用。他汀类药还可抑制纤维化主要相关细胞——肝星状细胞的增殖。他汀类药潜在的肝毒性可影响其长期使用。临床上常见的副作用有胃肠道反应、肌痛、皮疹及氨基转移酶升高，停药后多可恢复。短期应用是安全的，长期应用本类药物应定期监测血清氨基转移酶和肌酸激酶，如前者升高到正常 3 倍，后者升高到正常 5 倍以上时，都必须及时停药。本类药物不宜与烟酸类及吉非贝齐等合用，以免引起严重的肌肉和肝、肾功能损害。儿童、孕妇及哺乳期妇女忌用。

4）氯贝丁酯类：又称贝丁酸或纤维酸类，包括氯贝丁酯、苯扎贝特、非诺贝特和吉非贝齐等。通过抑制腺苷酸环化酶，使脂肪细胞内 cAMP 减少，抑制脂肪组织水解，使血中非脂化脂肪酸含量减少，使肝 VLDL 含量及分泌减少；并通过增强脂蛋白酶的活性，加速 VLDL 和 TG 的分解，因而可降低血中 VLDL、TG 和 TC。主要副作用有恶心、腹胀、腹泻等胃肠道反应，偶有肌痛、皮疹和氨基转移酶升高。肝、肾功能不全，以及孕妇及哺乳期妇女忌用。脂肪肝患者如 TG 显著升高，可谨慎使用苯扎贝特、吉非贝齐等药物降脂，但需适当减量，并密切观察肝功能和血常规变化。在治疗过程中如出现肝功能显著异常、肌炎、胆结石或治疗 3 个月无效者应及时停药。这类药物可加强抗凝药的作用，两药合用时，抗凝药剂量应减少 1/3～1/2。

5）多烯不饱和脂肪酸制剂：包括亚麻酸、亚油酸、二十碳五烯酸、二十碳六烯酸等，鱼油中所含的二十碳五烯酸、二十碳六烯酸等主要是降低 TG，对降低 TC 也有作用，并能抑制血小板聚集和延缓微血栓的形成。常见副作用有鱼腥味所致的恶心和腹胀，长期服用有出血倾向，并有可能加剧不能戒酒者的肝功能损害。

3. 控制高血压

（1）Ⅰ级高血压　　收缩压（SBP）140～159mmHg 和（或）舒张压（SDP）90～99mmHg，在生活方式干预数周后血压仍≥140/90mmHg 时才考虑降压药物。

（2）Ⅱ级、Ⅲ级高血压　　Ⅱ级高血压：收缩压（SBP）160～179mmHg 和（或）舒张压（SDP）100～109mmHg 和Ⅲ级高血压：收缩压（SBP）≥180mmHg 和（或）舒张压（SDP）≥110mmHg，则应尽早予以降压治疗。

降压药物首选血管紧张素受体Ⅱ拮抗剂（ARB）或 ARB + 钙离子拮抗剂，合并脂肪性肝硬化的高血压患者，建议应用非选择性 β-受体阻滞剂兼顾降低动脉血压和门静脉压力。

一般高血压患者，血压应降至 140/90mmHg 以下。65 岁以上的老年人收缩压应控制在 150mmHg 以下。伴有肾病、糖尿病或病情稳定的高血压患者，可将血压降至 130/80mmHg 以下。脑卒中后的高血压患者血压目标＜140/90mmHg。

（二）中医治疗

MS 在中医学中无相关病名，但结合上述多种西医相关疾病及危险因素在个体的整合，其中医病机及防治可从“消渴”“肥满”“痰湿”“眩晕”等中摸索。如国内王文健多年来从事 MS 的中西医结合研究，其认为本病以虚为本，湿热蕴结、血瘀为标，并以黄芪、黄连、生蒲黄、泽泻等组成的益气化正汤进行治疗。根据 MS 辨证时往往有体胖、腹满、口干渴、气短、易疲乏的脾气虚弱症候，饮食不节、多食肥甘、惰怠少动等为脾失健运、气机不畅的病因，而脾气虚的后果每致脾不散精，水湿潴留，津

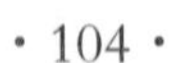

液化为痰浊。中医学认为痰瘀可同病，其进程为由痰致瘀，以痰为主。津液停滞成痰，血液涩滞成瘀。其后果是痰浊黏滞，阻络成瘀。甘肥易生内热，气郁久则化火，燥热丛生。因此，MS 的病机可归结为痰浊、血瘀及燥热等。而涉及的脏腑包括肝、脾及肾，而脾虚痰浊应视为根本。在防治中并不固定用一个处方，而是结合辨证的判断针对性施治。多数患者以脾气虚弱兼水湿潴留为主要病机，以温胆汤合四君子汤为基本方（半夏、竹茹、枳实、陈皮、生姜、甘草、党参、白术、茯苓）。辨证示湿浊甚者加薏苡仁利水渗湿，腹胀甚者加厚朴，纳呆者酌加佛手、山楂。部分患者伴消谷善饥、舌红、舌苔腻而微黄等胃热者，宜清胃泻火，凉血润肠，可选用减味防风通圣散为基本方（防风、黄芩、石膏、山栀、连翘、大黄、滑石）；口渴甚者加荷叶；伴头胀头晕加野菊花；另有部分患者胁肋苦痛、胃脘痞满、失眠多梦或女性月经不调，舌苔薄腻，脉弦等属肝郁气滞者，治拟疏肝理气，可以小柴胡汤或柴胡舒肝散为基本方（柴胡、黄芩、芍药、半夏、枳壳、大黄等）；气郁甚者加郁金；胁痛甚者加川芎、川楝子；口渴、大便干结加生地黄。重度肥胖者中医辨证每以正虚为主，且已转化为脾肾阳虚，且时兼夹水湿或痰瘀，治宜温肾健脾，兼益气祛风利水，可用真武汤合防己黄芪汤为基本方（附子、茯苓、白术、芍药、防己、黄芪、甘草）；浮肿甚者加泽泻、车前草；便溏、腹胀加佛手；腿软、腰酸加牛膝。如痛如针刺有定处，舌质暗红、舌边有瘀斑、舌面有瘀点，唇或双目黯黑，脉涩或弦紧等者宜用血府逐瘀汤或桃红四物汤活血化瘀（桃仁、红花、当归、生地黄、川芎、赤芍、牛膝、桔梗、柴胡、枳壳、甘草）；痛甚者加延胡索；瘀血重者加乳香、没药或虫类药（如水蛭、地龙、蜈蚣等）。

年龄大于 50 岁，肥胖（特别是内脏性肥胖）、高血压、2 型糖尿病、ALT 升高，ALT/AST＞1 及血小板减少等指标是 NASH 和进展性肝纤维化的危险因素。NASH 患者 10～15 年内肝硬化的发生率高达 15%～25%。因此，防治脂肪肝（炎）进展至肝纤维化是脂肪肝防治的重要措施。一旦发展成肝硬化，应根据临床需要采取相关措施，防治肝硬化门静脉高压和肝衰竭的并发症。

二、并发肝纤维化的治疗

临床上，根据病因将脂肪肝分为 ALD 和 NAFLD。酒精性肝炎是一种比脂肪肝更严重的病变，它是公认的肝硬化前期病变，约 50%的酒精性肝炎将发展为肝硬化。Worner 等发现，31%～50%单纯性脂肪肝患者同时合并静脉周围纤维化，此种情况最快两年可发展为肝硬化。因此单纯性酒精性脂肪肝亦是肝硬化前期病变。既往认为，肥胖症、糖尿病等引起的脂肪肝不会发展为肝硬化。现发现，肥胖症患者中肝组织学正常者仅占 10%，脂肪肝约 30%，脂肪性肝炎约 30%，肝纤维化约 25%，肝硬化 1.5%～8%，不过 NAFLD 疾患需在脂肪性肝炎的基础上才会发展为肝硬化。而 NASH 多见于肥胖和（或）糖尿病，以及高脂血症的患者。有研究表明，NASH 是一种类似于酒精性肝炎的病理学改变，与酒精性肝炎相比，它通常程度轻，进展较慢，但最终亦可发展为肝硬化。

肝纤维化患者可以无症状，即便有症状大多也为非特异性，因临床表现不典型常易被忽略。

1. 肝纤维化的临床表现

（1）临床慢性肝炎表现　可分为有症状型、无症状型，黄疸型、无黄疸型。症状包括乏力、食欲不振、恶心、腹胀、瘙痒等；体征包括肝大，质中或偏硬，还可见脾大、黄疸、蜘蛛痣、肝掌、杵状指等。上海市肝纤维化协作组通过200例慢性肝病临床与病理关系对比研究表明，临床症状积分与炎症活动程度无明显相关，而与纤维化分期显著相关；体征积分与炎症活动度及纤维化程度均呈显著相关。

（2）门静脉高压　脾大是门静脉高压早期体征，一般常呈中等度肿大，少数为巨脾，脾功能亢进可引起相应的症状与体征。门静脉高压性胃病可出现消化不良、腹泻及消化道出血；门静脉侧支循环可出现腹壁侧支循环静脉扩张，食管-胃底静脉曲张、结肠-直肠静脉曲张，曲张静脉出血可作为门静脉高压的首次临床表现；也可发生腹水，但患者无肝功能不全的表现。

2. 肝纤维化的血液标志物

（1）Ⅲ型胶原（CⅢ）　目前检测多采用其PⅢNP成分。临床研究发现PⅢNP水平与肝纤维化程度呈正相关，提示PⅢNP可反映肝中纤维组织的含量，PⅢNP不仅可作为肝纤维化程度的指标，也常被看作反映肝纤维化进展情况的可靠指标，因为在非活动性肝硬化时它常在正常范围或下降。PⅢNP水平与肝炎症、坏死有关。

（2）Ⅳ型胶原（CⅣ）　当肝组织发生纤维化时，早期即可见CⅣ含量增加，转换率加快，最后与持续沉积的层粘连蛋白形成完整的基膜，即“肝窦毛细血管化”特征性表现，用于肝纤维化的早期诊断。

（3）层粘连蛋白（LN）　在正常肝内含量很少，肝纤维化时，LN增加并与其他基膜成分形成真正的基膜，即出现肝窦毛细血管化。研究表明在肝纤维化和肝硬化时血清LN水平明显升高并与肝纤维化程度呈正相关。另有研究表明LN水平与Child-Pugh分级呈正相关，提示肝内不全导致肝对LN的处理障碍是血清LN水平升高的原因之一。LN存在非特异性问题，恶性肿瘤和胰腺疾病时血清LN水平也升高，从而使其应用价值受到一定程度的限制。

（4）蛋白多糖　透明质酸（HA）在肝硬化肝内可大量合成。血清HA在判定肝纤维化或活动性硬化性疾病时更敏感。HA在目前所有肝纤维化血清学指标中是诊断价值最高的一个。肝硬化时HA水平显著高于正常值，与肝纤维化进展相平行。

（5）细胞因子　细胞因子在肝纤维化形成中具有重要作用。肝纤维化时血清中与肝纤维化密切相关的细胞因子如IFN-γ和TGF-β1水平常发生明显改变。TGF-β1是作用最强的致肝纤维化细胞因子，在研究中最受重视。研究发现肝纤维化时TGF-β1血浆含量显著增加，并与纤维化程度显著相关。经IFN治理后肝纤维化显著消退的患者，血浆 TGF-β1 水平也显著下降，而组织学无改变的患者 TGF-β1 水平不变，故初步认为它可作为观察肝病进展和预后的指标。

3. 肝瞬时弹性超声成像与肝纤维化

肝瞬时弹性超声成像技术（TE）的 Fibroscan 能够通过检测肝硬度值（LSM）来判断肝纤维化，TE 诊断肝炎肝硬化的效能优于 FibroTest、FibroMeter、声辐射力脉冲成像技术（APRI）、ALT/AST 值等，在我国被广泛应用于临床。TE 无创诊断肝纤维化的检查手段可靠、价廉、安全、可重复性好，可用于儿童，并对有无肝纤维化及肝硬化的诊断有重要意义。

NAFLD 时 LSM 测定值意义：①LSM≥9.8KP 者考虑进展性肝纤维化而应直接临床干预。②LSM 为 7.9～9.8KP 者需接受肝活检查明肝纤维化状态。③LSM＜7.9KP 者接受定期 LSM 监测及减重干预。

TE 测定值受多种因素影响，有时其诊断与其他诊断方法结果不符，如炎症较轻的肝硬化可出现低 LSM 现象。当不同无创诊断方法诊断结果不一致时，应结合腹部超声显像、血小板计数等临床资料综合分析。

4. 西药治疗

（1）保肝抗炎药物防治肝炎和纤维化　保肝抗炎药物作为辅助治疗主要用于以下情况。

1）肝组织学确诊的 NASH 患者。

2）临床特征、实验室检查及影像学检查等提示可能存在明显肝损伤和（或）进展性肝纤维化者，如合并血清氨基转移酶升高、代谢综合征、2 型糖尿病的脂肪肝患者。

3）拟用其他药物因有可能诱发肝损伤而影响基础治疗方案实施者，或基础治疗过程中出现血清氨基转移酶升高者。

4）合并嗜肝病毒现症感染和其他肝病者。建议根据疾病活动度和病期，以及药物效能和价格，合理选用多烯磷脂酰胆碱、水飞蓟宾、甘草酸制剂、双环醇、维生素 E、熊去氧胆酸、腺苷蛋氨酸和还原性谷胱甘肽等 1～2 种中西药物，疗程通常需要 6～12 个月以上。

（2）从分子水平治疗肝纤维化

1）干扰素（IFN）：具有广谱抗病毒、抗肿瘤及免疫调节功能。目前认为 IFN-α、IFN-γ 具有明显抗纤维化作用。其中 IFN-γ 研究时间相对较早些，能抑制成纤维细胞的增生及胶原的产生。

2）前列腺素 E_2：目前认为前列腺素 E_2 抗纤维化的机制可能包括 3 个方面。一是抑制胶原的合成；二是促进胶原的降解；三是保护肝细胞，减轻肝炎症反应。

3）马洛替酯：通过抑制肝炎症反应，减少炎症细胞分泌的胶原合成因子，从而抑制胶原蛋白的合成。临床证实，马洛替酯有明显提高血浆白蛋白、降低球蛋白，改善症状，减轻腹水、浮肿的作用。

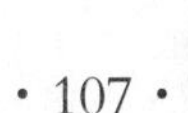

（3）抑制前胶原分子分泌的药物　　秋水仙碱本为治疗痛风的药物，1977 年 Rojkind 等首先将其用于肝纤维化的治疗。研究采用随机对照、双盲的方法发现，患者存活的时间，治疗组为 11 年，对照组为 3.5 年，10 年累计生存率分别为 56%和 20%。综上所述，可以认为秋水仙碱可以延长患者的生存率。

（4）抑制胶原修饰酶的活性药物　　试验证明 D-青霉胺能抑制脯氨酸羟化酶、赖氨酸羟化酶，抑制分子内及分子间架桥链接；增加胶原酶活性，抑制肝细胞的炎症反应。但由于有一定的副作用，如发热、皮疹、肾功能损害，以及对造血系统的影响、胃肠道反应等，临床未广泛使用。

5. 中药治疗

中医药在我国抗肝纤维化的研究领域逐渐显示其优势。

（1）单味中药　　如丹参、黄芪、当归、三七、冬虫夏草等，提取的中药成分如丹参酚酸 B 盐、苦参素、姜黄素、川芎嗪、甘草酸等，或中药与西药合用治疗肝纤维化，已证实具有相当的疗效。

（2）经典或自拟的中药复方　　如大黄䗪虫丸、乌鸡白凤丸、扶正化瘀胶囊、复方鳖甲软肝片、安络化纤丸、复方 861 等。

三、并发急性静脉曲张破裂出血的治疗

急性静脉曲张破裂出血的药物治疗应采取综合止血措施，包括药物、气囊压迫、硬化剂治疗、内镜下结扎曲张静脉，必要时还可进行血管断流等手术治疗。

（1）血管加压素　　国内常用制剂为胃垂体后叶素。通过收缩内脏血管，包括肠系膜动脉、脾动脉等内脏血管，使内脏血流量减少，汇入门静脉系统的血流量相应减少，门静脉压力下降。由于血管加压素可使全身血管收缩，故可引起高血压、脑血管意外、心动过缓、心律失常、冠状动脉血流减少、心悸缺血，甚至心肌梗死、心力衰竭。另外，还可产生缺血性腹痛和痉挛性腹泻，胸痛，并可引起水钠潴留而导致稀释性低钠血症。因此有冠状动脉疾病和可疑心肌病者应禁用。

（2）生长抑素及其衍生物　　生长抑素是一种由 14 个氨基酸组成的多肽，能抑制垂体释放生长激素。1982 年人工合成了一种 8 肽的生长抑素。生长抑素能选择地作用于内脏平滑肌，使之收缩，还能抑制其他扩血管物质（胰高血糖素、血管活性肠肽、P 物质等）的释放，间接地阻断内脏血管扩张。生长抑素尚能增加食管下段括约肌的压力，使食管下段静脉丛收缩，减少曲张血管静脉内血流量，由于生长抑素可抑制胃泌素的分泌，故能减少胃酸生成，并增加食管下段括约肌压力，防止胃酸反流消化凝血块，从而减少再出血的风险。另外生长抑素可减少肝动脉血流量，降低肝内血管阻力，使门静脉大部分血流通过阻力降低的肝内血管。

目前 14 肽生长抑素的使用方法为首剂使用 250μg 静脉注射，然后以 250μg/h 的剂

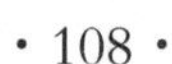

量持续静脉滴注；奥曲肽（8肽生长抑素）首剂使用量为100～200μg 静脉滴注，以25μg/h速度滴注，连续24～48小时。

在使用过程中对心血管患者需要注意其不良反应。生长抑素对全身血流动力学影响小，故全身不良反应少见，且较轻微。少数患者用药后出现头晕、嗜睡、腹痛、腹胀、腹泻及一过性脂肪泻等，一般能耐受，大剂量推注过快，可致一过性低血压、心悸、胸闷、恶心和呕吐等。给药时间过长应警惕发生缺血性肝硬化。

（3）血管扩张剂　是一类能降低门静脉压的药物，其作用机制为减少肝内血管阻力或扩张门静脉侧支循环，如有机硝酸盐、α-受体阻滞剂、钙通道阻滞剂和5-羟色胺拮抗剂就是通过这种机制发挥部分效应。由于食管静脉破裂出血量往往很大，血容量明显减少，故临床一般不单独用血管扩张剂。门静脉系统的血管调节机制主要受肾上腺素能神经末梢支配，在众多扩血管药物中，α-受体阻滞剂拮抗肾上腺素的作用最强，能明显扩张肝内血管。

酚妥拉明为非选择性α-受体阻滞剂，其药理特点为降低肝内血管阻力的同时，还能改善门静脉血液流变学，增加肾血流灌注，因而适用于有腹水和少尿的患者。

酚妥拉明10～20mg加入5%葡萄糖溶液250～500mL中静脉滴注，30～40滴/分，总量达20～30mg/d，间歇或持续给药。血容量不足、休克或收缩压低于90mmHg者禁用。

四、并发门静脉高压性胃肠病的治疗

门静脉高压性胃肠病是指门静脉高压伴发胃黏膜病变者，内镜下表现为各种形态的充血点，是慢性消化道出血的主要原因之一，有时也可引起急性胃肠道出血，甚至危及生命。

硫糖铝、组胺 H_2 受体拮抗剂和质子泵抑制剂控制门静脉高压性胃肠病出血均无明显疗效，降低门静脉高压是一个合理的治疗途径。

1. 普萘洛尔

普萘洛尔是通过降低门静脉压力从而减低胃黏膜灌注而起作用的。一般普萘洛尔的推荐起始剂量为10～20mg，每天2次，服药期间监测心率和血压，防止严重低血压和心率过缓（＜55次/分）。根据用药后反应，逐渐增加剂量，一般可每隔1～3天增加原剂量的50%，使之达到有效血药浓度，然后维持治疗。患者所需普萘洛尔剂量往往因人而异，小则20mg/d，大则160mg/d以上。

2. 其他药物

甘氨酸加压素是一种合成的血管加压素的衍生物，具有较长的生物活性。该药可减少脾静脉血流，降低门静脉压力。生长抑素可显著降低肝硬化门静脉高压性胃肠病患者的肝静脉楔压和胃黏膜血流量，对门静脉高压性胃肠病出血有显著疗效。

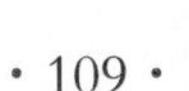

3. 经颈静脉肝内门体分流术

颈静脉肝内门体分流术（TIPS）是经颈静脉在肝内开通肝静脉和门静脉之间分流的一种导管技术，该通道经扩张后放置金属支架以保持开放，缓解门静脉高压。在该手术早期，TIPS 能最有效地降低门静脉压力，因而疗效最佳，但也有增加肝衰竭和肝性脑病的危险性。随着时间的流逝，TIPS 趋于狭窄，其疗效和副作用也就同时减小。

五、并发肝衰竭的治疗

肝衰竭是指肝的合成、解毒、排泄和生物转化功能等发生严重障碍或失代偿，出现以凝血功能障碍、黄疸、肝性脑病、腹水等为主要表现的一组临床症候群。

1. 基础治疗

护肝治疗多采用多烯磷脂酰胆碱、还原性谷胱甘肽等。有腹水、脑水肿及浮肿者低盐饮食（1g/d），静脉滴注葡萄糖溶液以保证热量在每日 2000cal。注意维持水、电解质平衡等。

2. 肝性脑病的预防和治疗

1）首选门冬氨酸鸟氨酸降血氨治疗。乳果糖口服酸化肠道环境和轻泻作用，抑制肠道阴性菌繁殖，减少内毒素血症，降低肠道氨的吸收，使血氨下降。

2）氨基酸的应用，予以支链氨基酸，改善支链氨基酸/芳香族氨基酸比例。

3）抽搐或烦躁不安的患者酌情小剂量使用半衰期短的苯妥英钠或苯二氮䓬类镇静药物。

4）在脑水肿的防治方面，运用脱水剂如甘露醇、山梨醇等应根据昏迷程度、脑水肿程度酌情应用。

5）可用地塞米松，与脱水剂交替应用，同时静脉滴注白蛋白以加强脱水效果。

6）人工肝支持治疗。

3. 出血的防治

1）凝血因子的补充：可选用新鲜冰冻血浆，库存血浆补充凝血因子作用较差。凝血酶原复合物含有Ⅱ、Ⅴ、Ⅶ、Ⅸ四种凝血因子。

2）H_2 受体拮抗剂和质子泵抑制剂：可预防和控制胃黏膜因胃酸过多发生糜烂或溃疡而出血。

3）降低门静脉压力：普萘洛尔有降低门静脉压力的作用，剂量以减慢心率 25%为度，一旦出血可用奥曲肽 0.1mg 加入 25%葡萄糖注射液 20mL 静脉注射，以后 0.6mg 奥曲肽 + 10%葡萄糖溶液 1000mL 维持。亦可应用 14 肽生长抑素 250μg 静脉射注，接着以 250μg/h 的速度静脉滴注至出血停止后再维持 1～3 天。

4）防治 DIC：可静脉滴注丹参注射液、右旋糖酐 40 或双嘧达莫（潘生丁）等，也可使用加贝酯 100mg + 10%葡萄糖溶液 250mL 缓慢静脉滴注，以防治内源性凝血和微血栓形成。

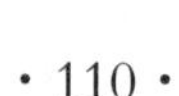

5）补充维生素 K_1。

4. 肝肾综合征的处理

1）严格控制摄入量，补液量相当于前一天尿量加 500～700mL。

2）不用对肝、肾功能损伤的抗生素，如氨基糖苷类抗生素、新霉素等。

3）停用凝血酶原复合物，因凝血酶原复合物可引起肾血管内微血栓形成而凝血。

4）利尿剂的应用，如呋塞米、螺内酯。

5）改善肾脏微循环，如多巴胺。

6）特利加压素。

5. 感染的防治

有细菌感染的征象时，选用无肝肾毒性的抗生素。霉菌感染时，消化道霉菌常用制霉菌素、两性霉素 B 口服；尿路或深部霉菌感染可用酮康唑等。

6. 其他

1）促肝细胞生长因子（HGF）：HGF 120mg 加入 10%葡萄糖溶液 250mL 静脉滴注，疗程一般为 1 个月。

2）前列腺素 E_1（PGE_1）：PGE_1 200μg 加入 10%葡萄糖溶液 500mL 缓慢静脉滴注，疗程一般为 10～15 天。

3）*N*-乙酰半胱氨酸：剂量 $70mg\cdot kg^{-1}\cdot d^{-1}$，疗程为 2 周。

4）新鲜血浆、白蛋白的补充。

有条件者也可选用肝移植。

六、并发 HCC 的治疗

最新数据表明，NAFLD 和代谢综合征是 HCC 发病的主要原因。

1. 手术切除

我国相关规范制定的适应证：①肝储备良好的Ⅰa 期、Ⅰb 期和Ⅱa 期肝癌是手术切除的首选适应证，尽管以往研究显示对于直径≤3cm 的肝癌，切除和射频消融疗效无差异，但最近研究显示外科切除的远期疗效更好。②在部分Ⅱb 期和Ⅲa 期肝癌患者中，手术切除有可能获得比其他治疗方法更好的效果，但需更为谨慎的术前评估。对于多发性肝癌，相关研究显示，肿瘤数目≤3 枚的多发性肝癌患者可能从手术获益。

2. 局部治疗

（1）消融治疗（射频、冷冻、经皮酒精注射、微波）　肿瘤位置应易于经皮、腹腔镜、开腹的方法。单个肿瘤直径≤5cm 的肿瘤，或肿瘤结节不超过 3 个，最大肿瘤直径≤3cm；无血管、胆管和邻近器官侵犯及远处转移是射频消融的适应证。对于不能手术切除的直径 3～7cm 的单发或多发肿瘤，可联合肝动脉化疗栓塞（TACE）。

（2）TACE　门静脉主干血栓形成和 Child-Pugh C 级是 TACE 的相对禁忌证。

3. 全身化疗

全身化疗的适应证：合并有肝外转移的晚期患者；虽为局部病变，但不适合手术治疗和 TACE 者，如肝弥漫性病变或肝血管变异；合并门静脉主干或下腔静脉瘤栓者多次 TACE 治疗后肝血管阻塞和（或）TACE 治疗后复发的患者。索拉非尼仍然是唯一获得批准的晚期肝癌的分子靶向药物。

参考文献

曹福岭. 2015. 柴胡疏肝散治疗非酒精性脂肪肝的疗效观察[J]. 光明中医，30（4）：746-749.

曹建春. 2002. 辨证治疗脂肪肝 60 例疗效观察[J]. 浙江中西医结合杂志，12（8）：490，491.

陈汉诚. 2001. 导痰汤加减治疗脂肪肝疗效观察[J]. 中国中西医结合杂志，（6）：457-458.

陈剑明，张声生，吴震宇，等. 2015. 虎杖苷对非酒精性脂肪肝保护作用的实验研究[J]. 中华中医药学刊，33（5）：1188-1191，1294-1295.

陈曦. 2011. 泽泻的研究现状与进展[J]. 中国民族民间医药，20（9）：50，51，53.

陈芝芸，严茂祥，蔡丹莉，等. 2006. 三七抗酒精性脂肪肝的实验研究[J]. 中华中医药杂志，（10）：614-616.

崔俊峰. 2016. 黄连素与二甲双胍联合治疗对非酒精性脂肪肝伴 II 型糖尿病疗效及安全性的探讨[J]. 内蒙古中医药，35（5）：67，68.

邓国兴，张金兰，高玮，等. 2011. 越鞠丸对非酒精性脂肪肝病大鼠肝脏 PPARα 表达的影响[J]. 中国老年学杂志，31（7）：1219，1220.

狄建彬，顾振纶，赵笑东，等. 2010. 姜黄素防治大鼠高脂性脂肪肝的研究[J]. 中草药，41（8）：1322-1326.

丁仁博，鲍娇琳，曹怡纬，等. 2014. 三七总皂苷对慢性酒精性脂肪肝的保护作用研究（英文）[J]. Journal of Chinese Pharmaceutical Sciences. 23（6）：361-368.

董慧，陆付耳，高志强，等. 2006. 大黄素治疗高脂饮食诱发的大鼠非酒精性脂肪肝的实验研究[J]. 中国中西医结合杂志，（S1）：64-67.

董婧婧，刘艳菊，涂济源，等. 2017. 三七粉调血脂作用及机制研究[J]. 中草药，48（8）：1597-1603.

杜辉，王智. 2017. 黄连素联合胰岛素增敏剂对非酒精性脂肪肝的疗效观察及对氧化应激的影响[J]. 中国中西医结合消化杂志，25（11）：875-879.

范钦平. 2012. 胃苓汤加减方治疗痰湿内蕴型脂肪肝伴高甘油三酯血症疗效观察[J]. 中国中医药信息杂志，19（11）：70.

冯红英. 2013. 二陈汤加味治疗非酒精性脂肪肝 126 例临床疗效观察[J]. 亚太传统医药，9（9）：170，171.

付慧萍. 2011. 柴胡疏肝散加减治疗脂肪肝 50 例临床观察[J]. 内蒙古医学杂志，43（S1）：2.

高金保，康凯. 2015. 加味保和丸治疗非酒精性脂肪肝 40 例[J]. 河南中医，35（9）：2106，2107.

高雪岩，孙建宁，王文全，等. 2010. 赤芍总苷的制备及其对小鼠肝损伤的保护作用[J]. 中国实验方剂学杂志，16（18）：183-186.

高雅萍，王秀莲，沈学敏，等. 1997. 大黄提取片治疗肥胖合并脂肪肝的临床分析[J]. 上海中医药杂志，（8）：20，21.

高志强，谢美娟，陈立波. 2016. 山楂果叶对脂肪肝大鼠脂质代谢及氧化应激的影响[J]. 四川中医，34（5）：50-53.

耿铁军. 2015. 有关中药对脂肪肝疗效的总结[J]. 医学信息，（1）：201，202.

古娜尔，哈山. 2009. 决明子治疗高脂血症的临床观察[J]. 中国民间疗法，17（11）：27.

郭建利，张睦清，韩雪，等. 2012. 丹参不同组分防治大鼠非酒精性脂肪肝模型作用机制的研究[J]. 河北中医药学报，27（1）：8，9.

何召叶. 2012. 逍遥散加味治疗脂肪肝 86 例[J]. 环球中医药，5（9）：702-704.

胡义扬，刘平，刘成海，等. 1999. 丹参提取物对 CCl_4 和 DMN 诱导的大鼠肝纤维化的影响[J]. 上海中医药杂志，10：7-10.

黄方正，徐莹. 2008. 自拟加味越鞠丸治疗脂肪肝 90 例疗效观察[J]. 甘肃中医，（8）：30.

黄敬泉，王传香. 2017. 柴胡疏肝散加减治疗脂肪肝 72 例[J]. 江西中医药，48（9）：41-43.

黄晓欢. 2017. 泽泻提取物对非酒精性脂肪肝的作用机制研究[J]. 按摩与康复医学，8（6）：76-78 .

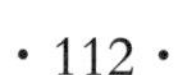

黄兆胜，钟仕卿，徐仲宏，等. 1997. 虎金丸治疗脂肪肝 63 例临床观察[J]. 实用中西医结合杂志，10（21）：2128.
黄兆胜. 2002. 中药学[M]. 北京：人民卫生出版社.
贾建华. 2000. 平胃散加减治疗脂肪肝 36 例[J]. 浙江中西医结合杂志，（3）：55.
江庆澜，马军，潘锦瑶，等. 2008. 虎杖复方对非酒精性脂肪肝大鼠的干预与脂肪组织相关基因表达的变化[J]. 医学研究杂志，37（11）：63-65.
江庆澜，马军，潘锦瑶，等. 2009. 虎杖提取液干预对 NAFLD 大鼠脂肪组织相关基因表达的影响[J]. 医学研究杂志，38（5）：54-57.
江庆澜，潘锦瑶，徐邦牢，等. 2005. 虎杖提取液对非酒精性脂肪肝大鼠肿瘤坏死因子 α 基因表达的影响[J]. 中药材，（10）：58-61.
江庆澜，徐邦牢，马军，等. 2005. 虎杖水提液对非酒精性脂肪肝大鼠的干预效果[J]. 广州医药，（3）：57-59.
蒋兰君，陈亚萍. 2006. 加味导痰汤治疗脂肪肝 45 例[J]. 江西中医药，（11）：25.
赖昌生，赖祥林. 2005. 二陈汤临床应用进展[J]. 中医药信息，22（2）：51-53.
雷其山. 2003. 越鞠丸为主治疗脂肪肝 59 例[J]. 河南中医，（3）：55.
李兵兵，王龙，陈维雄，等. 2013. 姜黄素对大鼠非酒精性脂肪性肝炎的作用及其机制初探[J]. 肝脏，18（1）：18-22.
李博萍，陈依雨，潘竞锵，等. 2015. 决明子提取物对非酒精性脂肪肝大鼠的护肝、拮抗胰岛素抵抗和抗氧化糖基化作用[J]. 环球中医药，8（10）：1171-1175.
李丹，江涛，范华倩，等. 2013. 柴胡疏肝散对非酒精性脂肪肝大鼠脂质代谢及肝功能的影响[J]. 中药药理与临床，29（3）：8-12.
李红山，朱德东，郑南红，等. 2014. 姜黄素对实验性脂肪肝瘦素及其受体的干预作用[J]. 中国卫生检验杂志，24（19）：2737-2739.
李华甫. 2006. 柴胡疏肝散加减治疗脂肪肝 85 例[J]. 河北中医，（3）：204.
李少松，张英丽. 2003. 桃核承气汤合保和丸治疗脂肪肝 48 例临床分析[J]. 黑龙江中医药，（2）：21.
李文生. 2014. 二陈汤加味治疗非酒精性脂肪肝 29 例临床观察[J]. 湖南中医杂志，30（1）：44，45.
李僖如. 1999. 肝胆疾病古今效方[M]. 北京：科学出版社.
李秀川，耿珊珊，蔡东联. 2005. 脂肪肝的营养治疗[J]. 肠外与肠内营养，（4）：239-242.
林秋实. 2000. 山楂及山楂黄酮预防大鼠脂质代谢紊乱的分子机制研究[J]. 营养学报，22（2）：131-136.
林伟霖. 1999. 归芍四逆汤治疗脂肪肝 28 例[J]. 新中医，（11）：27.
刘江，童智，张再超，等. 2008. 山楂叶总黄酮防治大鼠胰岛素抵抗及脂肪肝的实验研究[J]. 华东师范大学学报（自然科学版），（6）：127-132.
刘琳. 2012. 保和丸加味治疗非酒精性脂肪肝 32 例[J]. 河南中医，32（8）：1000，1001.
刘涛，徐秋玲，赵岩，等. 2010. 大黄素对非酒精性脂肪肝大鼠脂质水平及肝脏脂质代谢基因表达的影响[J]. 中草药，41（9）：1516-1518.
刘涛，徐秋玲，赵岩. 2016. 大黄素抑制 NAFLD 大鼠肝脏 TLR4 信号表达的研究[J]. 中药新药与临床药理，27（2）：201-205.
刘玮，钱善军，黄平，等. 2018. 虎杖对大鼠酒精性脂肪肝的作用及机制[J]. 中成药，40（1）：184-186.
刘文艳，杨鑫，吴晓兰，等. 2012. 逍遥散对酒精性肝病大鼠过氧化状态的影响[J]. 中国老年学，32（16）：3480-3482.
刘月丽，陈依雨，吕俊华. 2014. 决明子对脂肪肝大鼠肝组织抗氧化能力的影响[J]. 海南医学院学报，20（12）：1617，1618.
路帅，韩雪，张睦清，等. 2012. 丹参防治大鼠非酒精性脂肪肝的药效机制研究[J]. 甘肃中医学院学报，29（2）：4-6.
罗文. 2008. 逍遥散加减治疗非酒精性脂肪肝 58 例[J]. 蛇志，20（3）：193，194.
罗文政，张清仲，吕志平. 2009. 绞股蓝在脂肪肝治疗中的应用[J]. 辽宁中医药大学学报，11（8）：25，26.
罗先钦，黄崇刚，伍小波，等. 2011. 山楂总黄酮对复合因素致大鼠脂肪肝模型脂质代谢与低密度脂蛋白受体[J]. 中草药，42（7）：1367-1373.
罗秀萍，凌珍美. 2017. 黄连温胆汤治疗酒精性脂肪肝的疗效观察[J]. 光明中医，32（8）：1118-1120.
缪锡民. 1999. 疏肝降脂方治疗脂肪肝 150 例[J]. 浙江中医杂志，（6）：238.
莫新民，刘锐，李建平，等. 2010. 丹参对非酒精性脂肪肝大鼠血清瘦素 Ghrelin 的影响[J]. 中华中医药学刊，28（11）：2252-2254.
纳青青，谢华. 2008. 三七总苷对非酒精性脂肪肝大鼠肝组织细胞色素 P450 2E1 表达的影响[J]. 实用肝脏病杂志，（4）：233-235.
欧阳亮. 2005. 加味保和丸治疗脂肪肝 47 例[J]. 中西医结合肝病杂志，（2）：109，110.

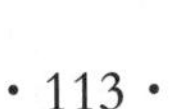

潘丰满，黄江荣. 2009. 柴胡疏肝散治疗非酒精性脂肪肝82例临床观察[J]. 时珍国医国药，20（8）：2010，2011.
潘琳. 2013. 温胆汤加减治疗非酒精性脂肪肝疗效观察[J]. 临床合理用药杂志，6（13）：92，93.
潘亚亚，孙战军，惠红安. 2009. 脂肪肝的饮食与运动疗法[J]. 体育世界（学术版），（1）：112，113.
潘志坚，钟泽鑫. 2001. 柴胡疏肝散治疗酒精性脂肪肝60例[J]. 实用中医药杂志，（11）：22，23.
浦忠平，花海兵. 2009. 加味温胆汤治疗非酒精性脂肪肝53例[J]. 江苏中医药，41（7）：42，43.
祁佳，张宇锋，夏清青. 2015. 二陈汤治疗非酒精性脂肪肝的系统评价[J]. 辽宁中医杂志，42（12）：2276-2280.
钱善军，刘玮，阚晶，等. 2017. 虎杖对大鼠酒精性脂肪肝的干预作用及其机制研究[J]. 井冈山大学学报（自然科学版），38（3）：96-99，106.
任哲，任江南. 2013. 绞股蓝对非酒精性脂肪肝和酒精性脂肪肝血清生化指标的疗效[J]. 转化医学杂志，2（3）：143-145，149.
邵丽黎. 2000. 大柴胡汤加味治疗脂肪肝120例临床观察[J]. 中国中医药信息杂志，7（10）：51.
师卿杰. 2010. 柴胡疏肝散加减治疗脂肪肝55例[J]. 实用中医内科杂志，24（8）：47，48.
石磊，杨鹏，郭舜，等. 2017. 二陈汤对非酒精性脂肪肝CYP2E1及线粒体能量代谢的影响[J]. 中国药师，20（2）：205-207，224.
宋乐冬，王维伟，陈建杰. 2008. 陈建杰运用逍遥散治疗慢性肝病的经验[J]. 光明中医，23（10）：1476，1477.
宋义勇. 2016. 虎杖对非酒精性脂肪肝脂质过氧化和氧化应激的影响[J]. 中华临床医师杂志（电子版），10（11）：1580-1583.
苏娟萍. 2005. 温胆汤加减治疗单纯性脂肪肝体会[J]. 中国中医药信息杂志，（12）：60.
孙朝霞，范建高，郑晓英. 2007. 丹参对高脂饮食大鼠脂肪性肝炎的影响[J]. 药品评价，（2）：119，120.
孙丽伟，黄妙珍. 2007. 丹参对非酒精性脂肪肝大鼠血清MDA、SOD、TNF、Leptin的影响[J]. 浙江中医药大学学报，（6）：696-698.
孙丽伟，黄妙珍. 2007. 丹参注射液对非酒精性脂肪肝大鼠脂质损伤的保护作用[J]. 中国中医药科技，（3）：168-170.
孙永，彭明利. 2014. 姜黄素及其衍生物在肝脏相关疾病中防治作用的研究进展[J]. 药学学报，49（11）：1483-1490.
唐方荣. 2008. 柴胡疏肝散加减治疗脂肪肝62例临床观察[J]. 四川中医，（4）：82，83.
唐瑛，唐忠志，杨李，等. 2003. 消脂饮治疗高脂血症性脂肪肝实验研究[J]. 解放军药学学报，19（6）：429-431.
唐瑛，杨李，左娟，等. 2004. 肝脂片抗脂肪肝的实验研究[J]. 华南国防医学杂志，18（5）：25-27.
滕耀红，祝骥，庞珍珍，等. 2014. 姜黄素对非酒精性脂肪肝细胞胆固醇代谢的影响[J]. 浙江中医药大学学报，38（2）：115-120.
王俊杰，龙婷，曹欣，等. 2010. 荷叶黄酮对油酸孵育的HepG2细胞甘油三酯代谢的影响[J]. 中国药理学通报，26（12）：1626-1630.
王俊杰，舒洋，龙婷，等. 2011. 荷叶黄酮治疗小鼠非酒精性脂肪肝的研究[J]. 中药药理与临床，27（2）：61-64.
王昆，黎华，龚月鹏，等. 2008. 加味平胃散抗脂肪肝的实验性研究[J]. 光明中医，23（12）：1905，1906.
王利军，杨学峰. 2002. 中医对脂肪肝的认识及辨证施治[J]. 中医研究，35（1）：54，55.
王敏，冯彩霞，郭立杰，等. 2016. 姜黄素应用于肝脏疾病的研究进展[J]. 解放军医药杂志，28（5）：113-116.
王思源，徐秋阳，张文洁，等. 2011. 山楂叶提取物治疗实验性大鼠脂肪肝药效研究[J]. 中华中医药杂志，26（12）：2955-2959.
王小凤，樊淑彦. 2009. 中药泽泻研究概述[J]. 河北医科大学学报，30（2）：194-196.
王学武，王东，万智，等. 2010. 柴胡疏肝散辨证加减治疗非酒精性脂肪肝54例疗效观察[J]. 河北中医，32（8）：1129-1131.
王毓洁，金涌，王凤娟，等. 2010. 保和丸及保和丸加虎杖对大鼠非酒精性脂肪肝的影响[J]. 安徽医科大学学报，45（3）：354-357.
魏秀芳，梁钰华，李远瑾，等. 2013. 山楂叶总黄酮自乳化颗粒对大鼠非酒精性脂肪肝的防治作用[J]. 中国实验方剂学杂志，19（14）：219-221.
翁维良，房书亭. 1998. 临床中药学[M]. 郑州：河南科学技术出版社.
吴建业，周继旺，高明. 2014. 加味逍遥散治疗非酒精性脂肪肝临床观察[J]. 浙江中医杂志，49（11）：842.
吴建一，李瑞轩. 2003. 保和丸加味治疗脂肪肝54例[J]. 辽宁中医杂志，（5）：384.
夏瑾瑜，贾学平，程良斌，等. 2004. 肝脂康胶囊对非酒精性脂肪肝的防治作用[J]. 中国中西医结合消化杂志，12（1）：15-17.
肖卫云. 2017. 保和丸加味治疗脂肪肝的临床观察[J]. 光明中医，32（16）：2349-2351.
谢木友. 2015. 二陈汤加味治疗非酒精性脂肪肝38例临床效果观察[J]. 中国现代药物应用，9（3）：139，140.
邢峰丽，封小强，刘伟花，等. 2016. 荷叶的药理作用研究概述[J]. 环球中医药，9（1）：115-118.

邢增智，陈旺，曾宇. 2017. 泽泻的化学成分与药理作用研究进展[J]. 中医药导报，23（15）：75-78.
徐晶莹，朱肖鸿. 2009. 非乙醇性脂肪性肝病研究进展[J]. 医学综述，15（6）：903，904.
许萍，王清. 2006. 大柴胡汤加味治疗脂肪肝[J]. 中华中医药学刊，24（5）：924.
闫奇，谢慧娟. 2002. 大柴胡汤治疗脂肪肝 53 例[J]. 四川中医，（4）：46.
严彦彪，尹吉恒. 2005. 柴胡疏肝散加味治疗脂肪肝 68 例[J]. 河北中医，（12）：927.
杨莉丽，叶红军，王慧超，等. 2010. 丹参对大鼠非酒精性脂肪性肝炎和脂质代谢的作用[J]. 现代消化及介入诊疗，15（3）：144-146.
杨念云，汪六英，秦欢，等. 2013. 女贞子对实验性非酒精性脂肪肝大鼠防治作用[J]. 中国现代中药，15（8）：638-641.
姚政，王佳宁，陈滟，等. 2017. 加味二陈汤对非酒精性脂肪肝大鼠 UCP2 影响的动态观察[J]. 时珍国医国药，28（11）：2589-2591.
叶希韵，徐敏华，李晓峰，等. 2009. 山楂叶总黄酮降血脂防治鹌鹑脂肪肝形成的实验研究（英文）[J]. 复旦学报（医学版），36（2）：142-148.
叶小峰，张中平. 2011. 中西医结合治疗对非酒精性脂肪肝患者肝纤维化的影响[J]. 实用临床医药杂志，15（24）：130，131.
叶志兵，刘树人. 2007. 加味大柴胡汤治疗脂肪肝 37 例疗效观察[J]. 新中医，（12）：86，87.
于洋，朱琳，胡敏. 2016. 近五年非酒精性脂肪肝运动疗法的研究进展[J]. 军事体育学报，35（4）：101-104.
俞媛洁，谭诗云. 2017. 姜黄素对非酒精性脂肪性肝病的作用研究[J]. 胃肠病学和肝病学杂志，26（10）：1107-1109.
张红兵. 2010. 柴胡疏肝散加减治疗脂肪肝 65 例临床观察[J]. 中国现代医生，48（30）：45，46.
张洁，陈芝芸，严茂祥，等. 2009. 三七对酒精性脂肪肝大鼠肝脏 TNF-α、IL-6、IL-8 基因表达的影响[J]. 中华中医药学刊，27（7）：1457-1459.
张良登，孙晓红，魏玮，等. 2014. 柴胡疏肝散治疗非酒精性脂肪肝的系统评价与 Meta 分析[J]. 世界中西医结合杂志，9（9）：1004-1007.
张林. 2013. 柴胡疏肝散治疗非酒精性脂肪肝临床疗效观察[J]. 中国中医药现代远程教育，11（8）：90，91.
张霖，吕志平. 2010. 虎杖苷对非酒精性脂肪肝大鼠胰岛素抵抗和血清肿瘤坏死因子影响的实验研究[J]. 时珍国医国药，21（4）：1007，1008.
张鹏. 2013. 二陈汤加味治疗非酒精性脂肪肝 137 例临床研究[J]. 江苏中医药，45（2）：33，34.
张权孝，王伟. 2011. 绞股蓝总苷治疗高脂血症合并脂肪肝的疗效观察[J]. 黑龙江医学，35（1）：37-39.
张声生，吴震宇，陈剑明，等. 2014. 三七总皂苷改善高脂诱导脂肪肝大鼠模型氧化应激及胰岛素抵抗的研究[J]. 中国中西医结合杂志，34（1）：56-61.
张银年. 2013. 加味胃苓汤治疗非酒精性脂肪肝随机平行对照研究[J]. 实用中医内科杂志，27（2）：10，11.
张玉佩，杨钦河，韩莉，等. 2014. 黄连素药性与脂肪肝证治关系初探[J]. 中国中医基础医学杂志，20（1）：115，116，119.
张征波，薛博瑜. 2012. 大黄素对非酒精性脂肪肝小鼠肝脂质沉积的作用及机制[J]. 中华中医药杂志，27（9）：2423-2425.
章一凡，朱雄雄，朱惠萍，等. 2009. 丹参酮ⅡA 磺酸钠对高脂性脂肪肝大鼠肝脏脂质过氧化的影响[J]. 苏州大学学报（医学版），29（6）：1076-1080.
招远明，冯文莉. 2008. 柴胡疏肝散加减治疗脂肪肝 38 例[J]. 海峡药学，20（11）：82，83.
赵文霞，李建国，苗明三，等. 2005. 赤芍防治大鼠非酒精性脂肪肝模型作用机制的实验研究[J]. 中医研究，（3）：13-16.
赵文霞，苗明三，叶放，等. 2005. 赤芍对大鼠脂肪肝模型胰岛素抵抗及瘦素影响的实验研究[J]. 四川中医，（9）：33，34.
赵兴国，李丽. 2008. 三七总皂苷对大鼠非酒精性脂肪肝模型胰岛素抵抗及瘦素受体表达的影响[J]. 中西医结合心脑血管病杂志，（6）：675-677.
郑培永，马赞颂，花永强，等. 2008. 葛根素对非酒精性脂肪性肝病大鼠肝脏瘦素受体 mRNA 和磷酸化 Janus 激酶 2/磷酸化信号转导与转录激活因子 3 的影响[J]. 中西医结合学报，（9）：921-927.
郑培永，马赞颂，柳涛，等. 2008. 葛根素对非酒精性脂肪肝大鼠肝脏脂质的影响[J]. 上海中医药杂志，（1）：61-63.
郑永才，陈亮，路富林，等. 2015. 运动疗法治疗非酒精性脂肪肝的临床疗效观察[J]. 肝脏，20（1）：51-53.
周修通. 2001. 加味枳术汤治疗高脂血症性脂肪肝 49 例[J]. 辽宁中医杂志，（7）：406，407.

预防篇

《内经》说：“上工治未病，不治已病，此之谓也。”“治”为治理管理的意思。“治未病”即采取相应的措施，防止疾病的发生发展，在中医中的主要思想是未病先防和既病防变。当今 NAFLD 的中医病因各医家所持观点均不完全相同，但归纳大概因素有饮食不当、劳逸失度、情志失调、体质因素、久病高龄肾虚等。与肝、脾、肾三脏有关，病位在肝。因此，脂肪肝的预防重心也基于此。

第十三章　未病先防、瘥后防复

一、未病先防

流行病学调查表明，肥胖性脂肪肝与饮食结构西化和多坐少动的生活方式关系密切。由于脂肪肝与生活习惯直接相关，目前脂肪肝的西医诊断采用《非酒精性脂肪性肝病诊疗指南》中标准，患者均无饮酒史或饮酒折合乙醇量每周＜40g；排除病毒性肝炎、合并有严重心脑血管、肝肾系统等原发性疾病及精神病的患者，全胃肠外营养等可导致脂肪肝的特定疾病，妊娠或哺乳期妇女，糖尿病、严重高脂血症等疾病。因此，NAFLD的预防要重视纠正不良行为、调整饮食结构、调节情志和预防他病传变。

1. 纠正不良生活方式

生活起居要有规律，戒除不良生活习惯。如《内经》所载“以酒为浆，以妄为常，醉以入房，以欲竭其精，以耗散其真，不知持满，不时御神，务快其心，逆于生乐，起居无节”的不良习惯。改变多坐少动、睡眠紊乱（晚睡晚起），坚持每天一定量的运动，早起而不贪睡，勤动而不贪坐。《吕氏春秋》曰：“流水不腐，户枢不蠹，动也，形气亦然，形不动则精不流，精不流则气郁。”其强调了运动的重要性及不运动的危害，运动后可调畅气机，活血通脉，直接改善了脂肪肝发病的病理基础。当然运动也应是适量、有方法的，应根据运动后劳累程度和心率（脉搏）选择适当的运动量，以运动时脉搏为100～160次/分（170减去实际年龄），运动持续20～30分钟，运动后疲劳感于10～20分钟内消失为宜。一般每天坚持运动15～20分钟，最长不应超过60分钟，或每周运动3～5次，每次运动20～30分钟。每周坚持大于150分钟以上中等量的有氧运动是最为有效的治疗措施，对中青年人，宜定期登山、打羽毛球、游泳、长跑、郊游等；对老年人，动功（太极拳）、交谊舞、舞剑等活动，易于接受。最佳的运动方式则是大步快走，每次至少走3000米。但适量运动，须因季节、因人而异。春天宜早起夜卧，广步于庭院之中；夏季必须勤于劳作，加大活动量，常泄汗于外；秋天必需收敛神气，使神志安宁，内润肺燥；冬天宜早卧晚起，以避其寒，必待阳光而作，以就其温。

在生活中的几个时期，最容易引起脂肪积累，须加以注意以下几点。

1）儿童时期：儿童时期人体的脂肪细胞处于增殖过程之中，如果此时期摄入大量高热量、高脂肪的食物，且少运动，能量消耗减少，脂肪细胞大量增生并肥大，脂肪积聚造成肥胖，较难治疗。因此，儿童时期注意体重变化，控制饮食与体育活动相结合，预防肥胖和脂肪肝的发生。

2）女性孕产时期：中国的传统是在女性孕产期间大量进补，补品中常有高脂肪、高热量的食物，过多摄入热量，是脂肪肝、肥胖病发生的直接原因。且此时期，女性内分泌功能变化较大，一旦不注意控制，即可发生脂肪肝。

3）中年以后时期：此时家庭过着安逸的生活，容易肥胖，而且中年以后，人体内激素水平会逐渐发生变化，若不注意饮食起居等调理，容易发生脂肪肝。对男性来说，常见的是过多应酬，过量饮酒和高脂食物、夜宵等。对女性来说，零食常是脂肪积聚的关键食物。

4）疾病恢复期：人们多习惯于疾病恢复期进食大量补品，以补充体力消耗，增强机体免疫能力。如果一旦进补过量，且缺乏一定量的体力活动，就会造成摄入热量过多，形成脂肪积蓄，也是脂肪肝形成的直接原因。

2. 食疗预防

食疗是中医学的特色之一。它是利用食药两用的中药品种，并配合人们日常生活习惯，寓食于防于治的一种治疗方法。中医学认为，肝为将军之脏，多易生火动风。故脂肪肝患者饮食应以清淡为上，忌辛辣刺激、肥甘酒酪食物。最主要是控制高脂食物，提倡低糖（减少摄入含糖饮料及食物）、低脂（饱和脂肪和反式脂肪）、低热量的均衡膳食，增加膳食纤维含量，戒烟禁酒，多饮茶是脂肪肝患者的饮食原则，做到蛋白、脂肪及碳水化合物、微量元素、维生素和纤维素等合理配伍。

1）高蛋白饮食可提供胆碱、蛋氨酸等抗脂肪肝因子，使脂肪变为脂蛋白，利于脂肪运出肝。蛋白质还有较高的食物特殊动力作用，可刺激新陈代谢；适当的蛋白质摄入，有利于减轻体重。每天摄入蛋白质90～120g，蛋、奶、肉类、豆类及其制品皆可，如果肝功能异常，应以豆类及豆制品为主，限制食用在肠内产氨较多的肉类食品。

2）为避免剩余的热量转化为脂肪，应适当控制热量。对正常体重者，轻工作时热量可按每千克体重0.13MJ（30kcal）提供，体重超重者按0.08～0.11MJ（20～25kcal）提供，或肥胖成人每日热量摄入需减少2092～4184kJ（500～1000kcal）。

3）脂肪中的必需脂肪酸参与磷脂的合成，能使脂肪从肝中顺利运出，对预防脂肪肝有利，应给予适量脂肪，每天50g左右。烹调应选用不含胆固醇的植物油或鱼油。同时限制高胆固醇食物，如动物的内脏、油脂和皮，以及鱼子、蛋黄等。

4）碳水化合物可刺激肝大量合成脂肪酸，是造成肥胖和脂肪肝的重要因素。因此，控制碳水化合物的摄入，更有利于减轻体重和治疗脂肪肝，特别要禁食蔗糖、果糖、葡萄糖和含糖多的糕点等食物。

5）肝功能不好时储存维生素的能力降低，为了保护肝细胞，应多食维生素丰富的食物，如新鲜的黄绿色蔬菜、水果等。

6）维生素、矿物质有利于代谢废物的排出，膳食纤维有调节血脂、血糖的作用，因此，饮食不宜过分精细，主食应粗细搭配，以保证足够的膳食纤维摄入。

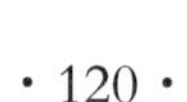

7）对于脂肪肝患者，戒酒是有效的治疗方法。酒精对肝细胞有毒性，会降低肝外运脂肪细胞的能力，导致脂肪在肝内堆积，引起或加重脂肪肝。

8）茶叶中的茶多酚有促进脂肪代谢，防治心血管疾患的功能，对防治脂肪肝也有好处。红茶、绿茶、乌龙茶、白茶、黑茶和黄茶均有降脂的效果，以绿茶最佳。

3. 情志调摄

七情太过是肥胖性脂肪肝非常重要的致病因素，属三因中的内因，在疾病发生发展中起重大作用。情志致病，对身体的影响首要便是扰乱气机运行。突然强烈的精神刺激，或反复持续的精神刺激，可使人体气机逆乱，气血阴阳失调而发病。情志刺激可致正气内虚，外邪侵入而致病。情志异常也会使肝之疏泄异常，气机郁滞，从而影响人体其他脏器的气化功能，导致脏腑功能的紊乱。在脂肪肝疾病过程中，情志因素具有非常重要的意义，如某些女性患者正是因为强烈的精神情志改变，或悲伤、忧郁等因素，暴饮暴食，过度地摄入高热量、高脂肪的食物，造成肥胖、脂肪肝。现代医学证明，人体的精神情志强烈的波动，会导致人体免疫功能低下和内分泌功能失调，体内激素水平紊乱，脂肪等物质代谢失常，大量脂肪积蓄。因此，调节情志变化的方法有两点：一可调整自身对事物及事物发展的认知，遇到矛盾、挫折等不良情绪时，用理智来控制情绪，避免不良情绪带来的不良后果。向周围人宣泄的方法，如向熟人、亲朋好友理智倾诉自己个人的心情是一种良好的方法之一。《素问・上古天真论》曰"精神内守，病安从来"，脂肪肝的情志调摄重点在于"不时御神"——控制情绪的平稳，保持心境舒畅。《内经》曰："不时御神，务快其心，逆于生乐，起居无节，故半百而衰也。"二可采用转移法，如外出旅游、培养个人兴趣爱好等，以转移注意力。唐代孙思邈在《备急千金要方》中指出："弹琴瑟，调心神，和性情……"吴师机在《理瀹骈文》中提出："七情之病也，看书解闷，听曲消愁，有胜于服药者矣……"情志调摄与积极锻炼是相辅相成的，神气静而不躁，同时合理生活起居，做到增强体魄，适应自然，减少体内热量正平衡，消除多余脂肪，这些对脂肪肝的预防与治疗有积极意义。

4. 预防他病传变

有研究表明，超重和肥胖者的发病危险是体重指数正常者的4.07倍。我国一般人群超声诊断脂肪肝的发病率为10%～16%，肥胖患者的检出率为38%，肥胖者脂肪肝的发病率高，并且与肥胖的程度有关。脂肪肝患病的风险随着BMI的增加而增加。还有研究表明脂肪肝患者代谢综合征、肥胖症、高血压、血脂异常、糖尿病的检出率明显高于常人。肥胖、高脂血症、糖尿病、高血压等是NAFLD的独立危险因素。监测血压、血糖、血脂等以早期发现危险因素，定期体检，早发现、早治疗，采取积极的干预措施，如合理饮食，调整膳食结构，避免嗜酒，适度锻炼，积极减肥，调脂治疗和改善IR等。因此，积极控制危险因素在脂肪肝的预防中具有十分重要的意义。

二、瘥后防复

对于 NAFLD 患者“瘥后防复”要从食复、劳复和情复三点着手调理。一是针对本病最重要的食复。要主张患者治疗时养成良好的饮食习惯，定时、定量有节制，合理规划膳食结构，平衡营养，勿过饥过饱，以免损伤脾胃功能，尤其不可过食肥甘厚味，否则易化生内热，不利于疾病恢复。二是防止劳复，合理的体育锻炼不能懈怠，以保持机体的气机调畅，血脉流通，防止体内痰浊再次停滞、脂质蓄积。此外，起居作息规律性，劳逸适度，弛张有序；过劳则耗伤气血，过逸则气血阻滞，均不利于本病的调养恢复。三是如何预防情复。气机郁结可引起本病的发生，肝主疏泄，主一身之气，肝气郁结又可致其进一步恶化，故精神调养亦尤为重要，恬淡虚无，怡悦情志，保持平稳、舒畅的情绪。

参考文献

范建高. 2002. 非酒精性脂肪肝的临床流行病学研究[J]. 中华消化杂志，22（2）：106，107.
黄静，吴奋，陈湘清，等. 2014. 374 例非酒精性脂肪肝病相关因素分析[J].江苏医药，40（10）：1227，1228.
中华医学会肝脏病学分会脂肪肝和酒精性肝病学组. 2003. 非酒精性脂肪性肝病诊疗指南[J]. 中华肝脏病杂志，11（2）：71.
钟朝晖，程朝英，何艳辉，等. 2007. 超重及肥胖与脂肪肝关系的病例对照分析[J].中国工程研究与临床康复，11（39）：7773-7775.

现代研究篇

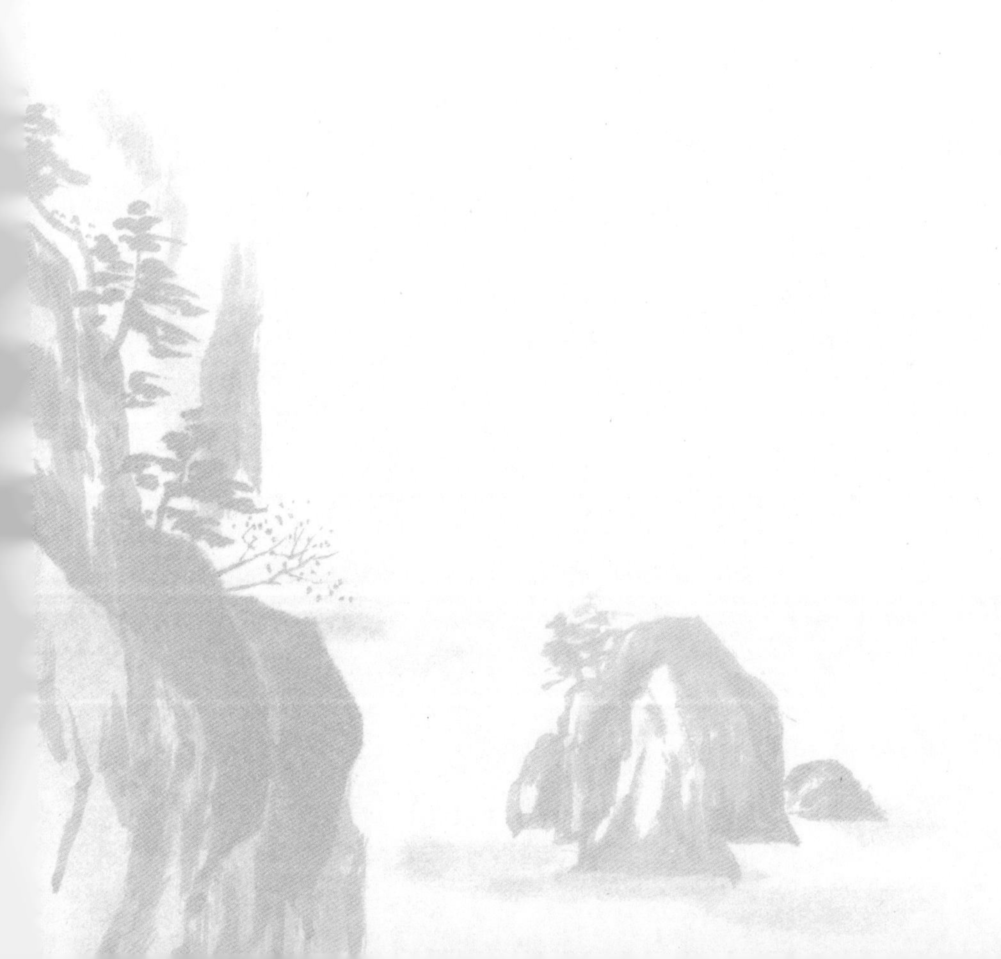

第十四章　脂肪性肝硬化研究进展

近年来，随着社会的发展和人们饮食结构的改变，NAFLD 和 ALD 的患病率日益增大。脂肪肝是由多种病因和疾病引起的肝细胞脂肪变性，大多数脂肪肝预后良好，但仍有部分病例随着病情的进展可以发展为 NASH，甚至进一步发展为肝纤维化、肝硬化。NASH 是隐源性肝硬化的主要原因，5 年内有 5%～8%的 NASH 患者将会进展至肝硬化阶段。

一、流行病学及自然史

几十年来，生活方式和饮食习惯的改变使 NAFLD 发病率逐年升高。NAFLD 在世界范围内的患病率约为 25.24%，其中南美洲和中东地区最高，而非洲最低。中国人群的 NAFLD 患病率约为 15%，虽然香港的研究发现有 1/4 的我国人群患有 NAFLD，但伴随进展期纤维化的比例只有 3.7%。在亚洲 NAFLD 患者中，NASH 患病率被肝活检证实的为 63.45%，未被肝活检证实的为 6.67%。在亚太地区，特别是中国，不伴肥胖的 NAFLD 患者并不罕见。在对一个不伴肥胖的中国人群持续 5 年的随访中发现，NAFLD 的发病率为 8.88%。有研究表明，不同种族的身体成分组成比例，以及载脂蛋白 C3（APOC3）基因多态性等遗传因素导致了亚洲人群对 NAFLD 的易感性。HCC 的发病率在 NAFLD 患者中较低，为 0.44/1000（人·年），在 NASH 患者中为 5.29/1000（人·年）。而在不明原因的肝硬化和 HCC 患者中，NAFLD/NASH 是目前最为常见的病因。有研究证实，大约 63.3%的隐源性肝硬化病例与 NAFLD 相关。一项日本的研究发现，在 320 个 HCC 病例中，17 例（5.3%）为 NASH 相关或不明原因，而大部分的 NASH 相关 HCC 患者不伴肝硬化或者肝硬化 Child-Pugh A 级。在隐源性肝硬化和 HCC 患者中，MS 及其组分很常见。

过去研究认为，NAFL 预后良好，但目前研究认为，NAFL 并非一成不变，部分患者可向 NASH 及肝纤维化进展，NAFL 向肝纤维化进展的速度为每年进展 0.07 级，即大约经过 14.3 年肝纤维化进展 1 级，但也有少数 NAFL 患者在短时间内迅速进展为严重肝纤维化。与 NAFL 相比，NASH 向肝纤维化进展的速度更快，为每年进展 0.14 级，即大约经过 7.1 年肝纤维化进展 1 级，但同样，少数 NASH 患者进展迅速，可在短时间内迅速发展为肝硬化。有研究表明，约 18%（2/11）的 NASH 患者经过平均 5.9 年可从 0 级肝纤维化发展为 3～4 级肝纤维化。目前，NASH 相关肝硬化已成为美国成年人肝硬化的主要原因之一，是美国肝移植的第二大原因。有资料表明，NASH 相关肝硬化随访 10 年，失代偿期肝硬化发生率为 45%；一旦发展为肝硬化失代偿，其死亡风险明显增加，平均生存期为 2 年；NASH 相关肝硬化死亡率约为 20%，其预后与病毒性肝炎肝硬化无明显差异。

在我国，随着生活水平的提高，嗜酒人数也在逐年上升，近年来各省份的流行病学显示，南方、西北及东北部分地区 ALD 患病率在 4.34%～8.7%，呈逐年上升趋势，酒精性肝硬化占肝硬化的病因构成比从 1999 年的 10.8%上升至 2003 年的 24.0%，但我国尚缺乏全国性的酒精性肝病流行病学资料。严重的酗酒可以诱发广泛的肝细胞坏死甚造成肝衰竭，ALD 发生肝纤维化和肝硬化的进程比 NAFLD 更快、发病率更高。在北美、欧洲等发达地区，ALD 是肝硬化的首要原因，是美国肝移植的第二大原因。

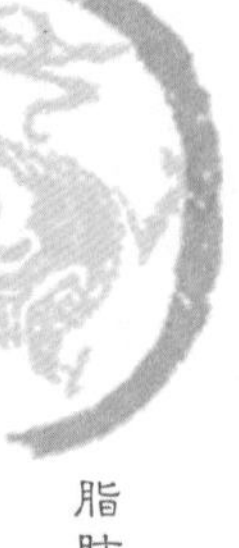

二、发病机制

NAFLD 的发病机制极为复杂，它主要受遗传、环境、代谢、应激等相关性疾病的影响，是由多个方面共同作用的结果，国内外学者尚未系统阐明。近年来，有学者提出了 4 次打击学说，IR 是 4 次打击引起肝代谢紊乱和肝脂肪变性最主要的病因。第一次打击学说认为，在 IR 和高胰岛素血症的情况下，脂质代谢失衡导致脂肪酸和三酰甘油在肝细胞内沉积过多，为脂质过氧化提供反应基质，同时也为肝细胞发生炎症反应奠定基础。Day 和 James 提出的第二次打击学说认为，肝细胞中的脂质被活性氧等氧化及肝细胞色素 P450 活性逐渐增加等致病因素引起脂肪性肝炎发生。由于脂肪性肝炎不断地增多，并由炎症到坏死在肝中积累下来，进而由肝炎演变为肝纤维化，这也是肝发生的第三次病变。第四次打击的直接后果是肝硬化，肝纤维化导致肝微循环障碍，部分组织细胞由于缺血坏死，肝小叶重建，从而形成肝硬化。此外，脂肪生成相关转录因子（激素调解元件结合蛋白-1c 和激酶、卡尼汀脂酰转移酶-1、过氧化氢酶体增殖物激活受体 γ、TNF）和激酶（细胞色素 P450、乙醇脱氢酶、醛脱氢酶、微粒体乙醇氧化系）等，最终会导致脂肪性肝炎、肝纤维化等疾病。

ALD 则病因明确，即长期大量饮酒。有研究认为，ALD 主要发病机制是乙醇的代谢过程使肝细胞受到机体免疫反应的攻击，包括遗传因素、乙醇的直接损害作用、乙醛的毒性作用、氧应激脂质过氧化损伤、内毒素-细胞因子介导的损伤、游离脂肪酸的作用、免疫反应等，从而造成肝细胞缺氧、肝内代谢紊乱、肝血流动力学改变等一系列变化。长期严重的脂肪肝可因肝内代谢严重紊乱或者脂肪变性的肝细胞压迫肝窦，引起肝细胞缺血坏死，从而诱发肝纤维化、肝硬化。

三、早期诊断及评估

临床上大部分肝硬化可由病毒感染、长期大量饮酒、自身免疫性肝病及先天代谢性障碍等明确的病因所致，但仍有小部分肝硬化缺乏明确的病因，称之为隐源性肝硬化或“不明”原因肝硬化。近来研究发现，大部分隐源性肝硬化由 NAFLD、NASH 等发展而来，是肝硬化的重要原因之一。在 NASH 发展至肝硬化过程中，脂肪变性、马洛里小体、小叶中央坏死性炎症、气球样变等具有 NASH 病理特征的表现消失。NAFLD 患者进展为肝硬化时，组织学检查可能不表现为肝细胞脂肪变。

关于 NASH 相关肝硬化的临床特征及预后方面，Sanyal 等研究发现 Child-Pugh 评分 B、C 级的 NASH 相关肝硬化患者病死率与丙型肝炎肝硬化并无显著性差异，腹水、肝性脑病、消化道出血和肝癌等并发症发生率也基本一致。因此，NASH 相关肝硬化预后与病毒性肝炎所致的肝硬化相似。肝穿刺活组织病理学检查仍是目前公认的早期诊断肝硬化的金标准，但其有创检查及并发症风险限制了其在流行病学调查及门诊患者长期随访中的应用。因此，寻找无创、简便、可靠的肝脂肪定量检测方法及早期肝硬化诊断方法是各国学者研究的热点。Xun 等提出 NFS 对 NAFLD 长期预后有十分重要的评估价值。他们对 1996～2011 年 180 例合适的 NAFLD 患者（中位年龄为 39 岁，其中 96 例男性）进行 6.6 年的随访，其中有 12 例死亡。用 Cox 模型分析，发现 NFS 比其他 3 种评分系统更能作为一个连续变量，并被确定为全部病死率［危险比＝2.743，95%可信区间（CI）：1.670～4.504］的唯一预测指标。

Webb 等通过测定 111 例慢性肝病患者的肝肾指数，并与肝活组织检查定量诊断肝脂肪含量相比较，发现肝肾指数与脂肪肝之间密切相关，当肝脂肪变性＞5%时，肝肾指数为 1.49，定量诊断脂肪肝敏感度为 100%，特异度为 91%。这一结果对脂肪肝的诊断具有较高的价值，但对纤维化及早期肝硬化的诊断价值仍需要进一步研究。

此外，还有大量研究聚焦于可能应用于 NAFLD 无创诊断的生物标志物，并取得了一些受人瞩目的成果。一项迄今最大规模的队列研究探索 miRNA 作为生物标志物用于 NASH 无创诊断的可行性。在两个研究队列中，miR-34a 和 miR-122 水平均与 NAS 评分呈正相关，可以作为组织学损伤的独立预测因子。Natsuko 评估了包括 C 反应蛋白（CRP）、脂联素、细胞角蛋白-18（CK-18）和 HA 等一系列血清标志物在内的无创标志物诊断 NASH 的准确性，发现 FIB-4 和片段化 CK18（f CK-18）不仅可以较好地区分单纯性脂肪肝和 NASH，甚至可以区分 NASH 的早期和晚期纤维化。Hirotaka 探索了将 IL-34 作为 NAFLD 患者肝纤维化标志物的可行性，发现 NAFLD 患者血清 IL-34 水平随纤维化的进展而升高，可作为肝硬化的独立标志物。此外，Puneet 和 Miriam 分别探讨了利用代谢组学和脂质组学检测对 NAFLD 和 NASH 进行无创诊断的可行性，研究结果均显示了较高的诊断准确性。Rohit 提出了利用肠道菌群宏基因组特征进行 NAFLD 肝纤维化无创性诊断的思路，并在一项前瞻性研究中验证了该方法诊断晚期肝纤维化的准确性。

常规 B 超检查诊断脂肪肝的敏感度为 60%～94%，特异度为 84%～95%。虽然 B 超敏感度与特异度较高，但超声检查依赖于操作者的判断，存在着一定偏倚。TE 是近年发展起来的新技术，它采用切变弹性探测仪对患者进行瞬时肝弹性测定，在欧洲国家已广泛应用，该技术能较准确评估肝的纤维化程度，但对非酒精性脂肪性肝硬化的早期诊断价值仍不清楚。Yoneda 等对 97 例 NAFLD 患者行 TE 检查及肝穿刺活组织检查，发现肝硬度与肝纤维化的程度及肝活组织检查的结果一致。Sasso 等利用基于 TE 的可控衰减系数（CAP）对 115 例患者进行检查，并以脂肪肝病理分度为参考，发现 CAP 能检测很小的脂肪变（10%）并对肝纤维化程度进行评判的价值大。Katharine 等开展的一项研究比较了几种新的影像学手段预测脂肪肝程度和评估病变严重程度的准确性，先期的结果显示 TE 的受控衰减参数（CAP）和 Liver MultiScan（LMS）的质子密度脂肪分数（PDFF）均是预测 NAFLD 患者脂肪肝等级的有效手段，LMS 的肝纤维化（LIF）评分＜2 分和 LSM＜7KP，对于排除 NASH 具有最高的阴性预测值（NPV），而磁共振弹性成像评估（MRE）＞3KP，对于诊断 NASH 具有最高的阳性预测值（PPV）。Rolland 等认为将 TE 与临床指标（BARD 评分、FIB-4 和 NFS）相结合可以更好地预测 NAFLD 患者是否发生晚期肝纤维化。

与此同时，一些新的成像技术也被应用于 NASH 的诊断，如 Christine 介绍了傅里叶变换红外线（FT-IR）光谱成像技术，该技术利用不同区域红外线可被不同的生物大分子吸收这一特点获得与机体生化状态相关图像，并利用该技术研究了 NASH 患者早期血生化改变，为 NASH 的早期诊断提供了新的途径。氢质子磁共振波谱（^{1}H magnetic resonance spectroscopy，^{1}H-MRS）可半定量肝内脂肪含量，它主要利用磁共振成像（MRI）工作站软件计算各 ROI 的水峰峰值（pwater）、脂肪峰峰值（plipid）、水峰峰下面积（awater）和脂肪峰峰下面积（alipid）各参数，以及 MRS 的肝细胞相对脂肪含量（relative lipid content，RLC）。有研究认为，RLC1＞5.5%、RLC2＞20% 可作为脂肪肝诊断的标准，但对纤维化及早期肝硬化的诊断价值仍不清楚。

脂肪肝已成为我国最常见肝疾病和公共健康问题之一，它可发展为 NASH，进一步可进展至肝纤维化、肝硬化甚至肝癌。但是，肝纤维化、肝硬化早期诊断仍较困难。因此，进一步明确脂肪肝导致疾病进展的诱因及机制，寻找有效的无创诊断方法，是今后重要的研究方向。

四、临床治疗

1. 基础治疗

进行健康宣教，制订合理的能量摄入及饮食结构调整方案，进行中等量有氧运动，纠正不良生活方式和行为。

对于 ALD 患者，戒酒是最主要和最基本的治疗措施，同时建议摄入高蛋白、高热量、高维生素及低纤维饮食。酒精性肝硬化患者一般都伴有不同程度的营养不良，主要是由于食欲不振而导致的营养摄入不足，以及胃肠道对营养物质的消化吸收存在问题。患者主要缺乏蛋白质、维生素和无机盐等营养物质，而营养物质的缺乏会加重肝损伤的病情。营养不良还会影响患者自身免疫系统的正常工作，降低了患者机体自身对疾病的抵抗能力，尤其是影响了患者的抗感染能力，易导致一些并发症的发生。

对于超重、肥胖，以及近期体重增加和“隐性肥胖”的 NAFLD 患者，建议通过健康饮食和加强锻炼的生活方式教育纠正不良行为。适当控制膳食热量摄入，建议每日减少 2092～4184kJ（500～1000kcal）热量；调整膳食结构，建议进食适量脂肪和碳水化合物的平衡膳食，限制含糖饮料、糕点和深加工精致食品，增加全谷类食物、ω-3 脂肪酸及膳食纤维摄入；一日三餐定时适量，严格控制晚餐的热量和晚餐后进食行为。避免久坐少动，建议根据患者兴趣并以能够坚持为原则选择体育锻炼方式，以增加骨骼肌质量和防治骨骼肌减少症。例如，每天坚持中等量有氧运动 30 分钟，每周 5 次，或者每天高强度有氧运动 20 分钟，每周 3 次，同时做 8～10 组阻抗训练，每周 2 次。

2. 避免加重肝脏损害

防止体重急剧下降、滥用药物、酗酒及其他可能诱发肝病恶化的因素。此外，还需早期发现并有效处理睡眠呼吸暂停综合征、甲状腺功能减退症、小肠细菌过度生长等可加剧肝脏损伤的并存疾病。

3. 减肥

所有体重超重、内脏性肥胖及短期内体重增长迅速的 NAFLD 患者，都需通过改变生活方式控制体重、减少腰围、降低体质指数。1 年内减重 3%～5%可以改善 Met S 组分和逆转单纯性脂肪肝，体重下降 7%～10%能显著降低血清氨基酸转移酶水平并改善 NASH，但是体重下降 10%以上并维持 1 年才能逆转肝纤维化，遗憾的是肥胖症患者 1 年内能够减重 10%以上者＜10%。并且，成功减肥并维持体重不反弹较困难，通常需要临床营养师、运动康复师、健康管理师配合内分泌科和消化科医生共同管理患者的体重，需发挥内分泌科医生在肥胖症的鉴别诊断和代谢紊乱处理中的重要作用。

4. 胰岛素增敏剂

合并 2 型糖尿病、糖耐量损害、空腹血糖增高及内脏性肥胖者，可考虑应用二甲双胍和噻唑烷二酮类药物，以期改善胰岛素抵抗和控制血糖。尽管二甲双胍对 NASH 并无治疗作用，但其可以改善 IR、降低血糖和辅助减肥，建议用于 NAFLD 患者 2 型糖尿病的预防和治疗。人胰高糖素样肽-1（GLP-1）类似物利拉鲁肽不仅具备多重降糖机制，而且能够减肥和改善 IR，适用于肥胖的 2 型糖尿病患者的治疗。吡格列酮虽然可以改善 NASH 患者血清生物化学指标和肝脏组织学病变，但该药在中国患者中长期应用的疗效和安全性尚待明确，建议仅用于合并 2 型糖尿病的 NASH 患者的治疗。

5. 降血脂药

血脂紊乱经基础治疗和应用减肥降糖药物 3～6 个月以上，仍呈混合性高脂血症或高脂血症合并 2 个以上危险因素者，需考虑加用贝特类、他汀类或普罗布考等降血脂药物。

6. 针对肝病的药物

主要是给予患者抗氧化、抗炎、抗纤维化的药物。抗氧化药物现在普遍采用的有

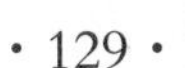

维生素E和水飞蓟素，主要用于纠正机体因肝损伤所导致的体内抗氧化物质的减少。磷脂酰胆碱是一种比较有效的抗纤维化药物，能促进胶原酶的活性，抑制星形细胞活化为成纤维细胞，故具有抗纤维化作用。对于酒精性肝硬化患者，可给予一些辅助乙醇代谢的药物，如美他多辛胶囊可用于治疗肝细胞乙醇代谢障碍，其是维生素 B_6 的衍生物，是一种乙醛脱氢酶激活剂，能加速细胞内乙醇和乙醛的代谢，从而改善机体内乙醇代谢，对酒精性肝硬化具有治疗作用。同时，主动戒酒比较困难者可给予巴氯芬口服，酒精依赖者戒酒过程中要及时预防和治疗酒精戒断综合征（可用安定类镇静治疗）。

7. 针对肝癌等并发症采取的个体化治疗

原发性肝癌是最常见的肝硬化并发症，肝切除术是肝癌最主要的根治性治疗手段。近年来随着腹腔镜或机器人辅助微创肝切除术逐渐普及，微创手术适应证也显著扩大。虽然肝切除术是目前大多数肝癌的首选治疗方案，但其术后5年复发转移率为40%～70%，这也是肝癌目前采取综合治疗的主要驱动力。肝切除术后患者需密切随访，尽早发现可能存在的肿瘤复发，之后可根据具体复发情况采取再次切除、消融、TACE、系统化疗、免疫治疗、靶向药物等方式延长其生存期。对于肝切除术后经病理学检验证实具有高复发风险的患者，最理想的治疗方案是进行肝移植，但在实际操作中仍存在不少问题。供肝资源缺乏是世界性难题，肝源缺乏导致的肝移植等待时间延长可能导致肝癌患者病情加重，在等待移植过程中给予患者TACE、消融等辅助治疗，可达到控制肿瘤发展的目的。对于不适用肝移植适应证的患者，通过TACE、消融治疗可能降低部分患者肿瘤分期，改善预后。

此外，上消化道出血、大量腹水、自发性腹膜炎、肝性脑病等均是肝硬化常见的并发症。

（1）上消化道出血的治疗　①药物治疗，如静脉滴注生长抑素、奥曲肽、垂体后叶素、止血芳酸、维生素 K_1 及抑酸药，口服去甲肾上腺素、普萘洛尔等。②内镜治疗，如胃镜下注射硬化剂、套扎治疗等。③介入治疗，如TIPS等。④手术治疗，药物、内镜、介入治疗仍不能止血，应不失时机手术治疗，如脾切除加贲周血管离断术等。⑤其他治疗，在活动性大出血的抢救过程中，三腔二囊管具有非常重要的现实意义，是食管胃底静脉曲张破裂出血十分有效的止血措施，有报道称其止血率可达82%～90%，然其因不良影响较多而较少用于临床。

（2）腹水及自发性腹膜炎治疗　①适度限盐（4～6g/d）和应用利尿剂（螺内酯和/或呋塞米），同时避免应用肾毒性药物。②合理应用收缩血管活性药物和其他利尿剂，如特利加压素、盐酸米多君、托伐普坦等，大量放腹水和补充人血白蛋白，经TIPS及停用非甾体消炎药和扩血管活性药物。③腹水浓缩回输或肾脏替代治疗、腹腔α-引流泵、肝移植等。④如合并感染引起自发性腹膜炎，应同时予以抗感染治疗。其最常见的致病菌为革兰阴性需氧菌，因此，经验性用药首选在腹水中浓度较高的第三代头孢菌素，但目前临床耐药菌不断增多，需结合腹水培养选择敏感的抗菌药物治疗。

（3）肝性脑病的治疗　①营养支持治疗：近年发现 80.3%肝硬化患者普遍存在营养不良，且长时间过度限制蛋白质饮食可造成肌肉群减少而更容易出现肝性脑病，因此，正确评估患者的营养状态，根据疾病严重程度及阶段的不同，适当限制或补充蛋白质，可改善患者生存质量、降低并发症的发生率、延长患者生存时间。此外，3～4 级肝性脑病患者应补充富含 BCAA（缬氨酸、亮氨酸和异亮氨酸）的肠外营养制剂以支持大脑和肌肉合成谷氨酰胺，促进氨的解毒代谢，并减少过多的芳香族氨基酸进入大脑。②药物治疗：降血氨药物如乳果糖、拉克替醇、门冬氨酸鸟氨酸、精氨酸、益生菌、益生元和合生元等微生态制剂等。③人工肝治疗：肝衰竭合并肝性脑病时，在内科治疗基础上采用一些可改善肝性脑病的人工肝模式，能在一定程度上清除部分炎症因子、内毒素、血氨、胆红素等。

8. 终末期肝硬化可进行肝脏移植

NAFLD 对肝脏移植手术的影响涉及移植的供体和受体两大方面。我国目前已面临脂肪肝作为供肝而出现的移植后肝脏原发性无功能的高发风险，而由于 NASH 导致的失代偿期肝硬化、HCC 等终末期肝病需进行肝脏移植的病例亦在不断增多。

肝脏移植是唯一有效治疗终末期肝病和肝细胞癌的手段，NASH 患者肝移植的长期效果与其他病因肝移植相似，特殊性主要表现为年老、肥胖和并存的代谢性疾病可能影响肝移植患者围术期或术后短期的预后，虽肝移植术后脂肪肝复发率高达 50%，并且有较高的心血管并发症的发病风险，但其 5 年生存率高达 75%，且只有 2%～5% 的移植肝发生脂肪性肝纤维化和肝硬化，并且没有证据显示免疫抑制剂会加剧移植肝脂肪肝的进展。

移植术后仍需戒酒，有效管理体重，防治糖脂代谢紊乱和心脑血管疾病，从而最大程度地降低肝移植术后并发症发生率。良好的生活方式是代谢手术和肝移植手术患者长期获益的重要保证，需要加强此方面的健康宣教。

第十五章　非酒精性脂肪性肝病的中西医治疗研究进展

非酒精性脂肪性肝病（NAFLD）是指除酒精外和其他明确的肝损害因素所致的以弥漫性肝细胞大泡性脂肪变性为主要特征的临床病理综合征。类型包括单纯性脂肪肝、脂肪性肝炎、肝硬化。目前，NAFLD 已经在医学领域上被证实与高脂血症、糖尿病和肥胖等有密切关联，为心血管疾病发病的独立危险因素。

受糖尿病伴或不伴 IR、高脂血症、肥胖尤其是内脏型肥胖，以及近年来生活方式的巨大改变等多种原因影响，NAFLD 的患病率逐年上升，发病日益普遍化。目前对 NAFLD 进行了一系列的临床和基础研究，并针对不同的病因及发病机制，进行相应的干预，发现中西医结合治疗 NAFLD 的疗效明显好于单纯地使用西药或中药，并取得了卓越的成绩，现将其研究结果综述如下。

一、流行病学研究

NAFLD 目前被认为是一种进展性肝病，在超声、CT 等先进的影像技术及肝穿刺活检的广泛应用及普及下，诊断率逐年增高。其在人群中的发病率为 20%～30%。一般起病初期检查为单纯性脂肪肝病，大多数的患者预后良好，但近十年来，通过长期随访、肝穿刺检查显示，其中约 10%的患者继而发展成为 NASH，随着肝炎症进展其发生肝纤维化的可能性可高达 25%～50%，有 8%～20%可发展成为脂肪性肝硬化，甚至发展至肝癌、肝衰竭，这个发展进程是其组织病理学发展进程。预计 10～15 年后 NAFLD 将会成为我国第一大肝病。NAFLD/NASH 的发病率与年龄成正比的趋势，50～60 岁的脂肪肝患者最多。相关的研究同样显示，男性脂肪肝的发生可能性明显高于女性，存在性别的差异。随年龄增长，女性患病率逐渐升高，尤其是进入更年期后，女性患病率明显高于男性。目前根据腰围测定有 1.3 亿人为向心性肥胖，这个数据较十年前增加一倍。口味偏重、饮食油腻、BMI 测定为中度肥胖或重度肥胖者的人患有脂肪肝者较多。MS、肥胖症、高血压、血脂异常、糖尿病在脂肪肝患者中的检出率明显高于正常人群，而这些因素被证实是 NAFLD 的独立危险因素。近几年有研究发现，高尿酸、高血红蛋白也是 NAFLD 诊断及进展的标志物，尿酸水平的升高、高血红蛋白是 NAFLD 的危险因素，而致病机制仍不明确，需待进一步研究。按中医的体质分类而言，体质类型中痰湿质、湿热质患病率明显高于其他体质类型。

二、西医发病机制研究

关于 NAFLD/NASH 的发病机制，目前国内外多数学者所支持的理论是 Day 和 James 提出的“二次打击”学说。首先 IR 使肝细胞对胰岛素敏感性下降，而抑制激素敏感脂肪酶的活性，使脂肪酸和三酰甘油等脂类物质在肝内沉积，导致肝脂肪变性，随后以线粒体反应氧体系（ROS）为核心的氧化应激和脂质过氧化（LPO）对肝造成持续的损伤及炎症、纤维化反应。即其发病因素主要有 IR、瘦素（leptin）缺乏和脂肪代谢失衡，其发病与氧化应激、脂质过氧化密切相关。IR 指胰岛素所作用的靶器官对胰岛素所产生的效应敏感性下降，也就是说正常刺激量的胰岛素只能产生低于正常生物学作用的一种状态，其重要的表现为高胰岛素血症，被大多数学者认为是发病过程中最重要的环节之一。NAFLD 患者中血清空腹胰岛素（FINS）和胰岛素抵抗指数（HOMA-IR）明显升高，提示有明显的 IR。而 IR 也是血脂紊乱、肥胖、2型糖尿病、高血压、动脉粥样硬化及冠心病等代谢综合征的“共同土壤”，同时不仅是 NAFLD 的诱发因素，而且间接促进 NAFLD 向肝硬化转变的过程。IR 由脂肪组织分泌的多种脂肪细胞因子引起。已知脂肪组织可分泌瘦素、TNF-α、脂联素、抵抗素及 IL-6 等多种细胞因子，在 IR 的发生机制及多个病理过程中发挥作用。游离脂肪酸（FFA）的增多也是降低胰岛素敏感性，形成高胰岛素血症和 IR 的关键因素。

三、中医病因病机研究

当今 NAFLD 的中医病因各医家所持观点均不完全相同，但归纳大概因素有饮食不当，劳逸失度，情志失调，体质因素，久病、高龄、肾虚等。与肝、脾、肾三脏有关，病位在肝。

1. 中医病因

（1）饮食不当　饮食不当主要为饮食不节、过食肥甘厚味。《素问·生气通天论》中记载：“阴平阳秘，精神乃治，阴阳离决，精气乃绝。”人的机能正常运转最重要的是保持身体的“平衡”，任何的过多或不足均可致病。肾为先天之本，但人体五脏六腑、四肢百骸仍需靠脾运化水谷精微来持续供养，然当今社会发展，人们的饮食大为丰富，高糖、高脂、高蛋白饮食较为普遍，如长期饮食不知节制，过食肥甘厚味，阻碍脾胃运化，脾失健运，聚湿生痰升火，壅遏中焦，阻滞气机，导致肝脾不调。《素问·奇病论》曰：“肥者令人内热，甘者令人中满。”《神农本草经疏》曰：“饮啖过度，好食油面猪脂，浓厚胶固，以至脾气不利，壅滞为患，皆痰所为。”《医学入门》曰：“善食厚味者生痰。”可见水谷精微因脾气不利非但不能输布转化为营卫气血，反化为膏脂促成痰浊内蕴，助湿生热，阻滞气机，蕴结于肝，使肝失条达，痰湿瘀结于胁下，发为本病。《素问·生气通天论》中之“膏粱之变”也是长期饮食肥甘厚味食物所引起的病变。临床研究发现，NAFLD 患者大多饮食不节，嗜食肥甘。

（2）劳逸失度　劳逸结合对身体的健康具有相当重要的意义，《素问》有“饮食有节，起居有常，不妄作劳，故能形神俱”“久视伤血，久立伤骨，久行伤筋，久卧伤气，久坐伤肉”，这两句话确切地说明了合理的劳逸及其失衡对于身体健康的影响。目前部分人的工作生活方式及节奏使他们往往处在一种运动过少、久视久坐久卧、晚睡的状态中。久视、晚睡则神劳伤脾，气血生化不足，加之肝血暗耗，日久伤肾，耗损肾中精气，加重了津液输布代谢的异常，使湿聚、痰凝。同时肝主藏血、主筋的运动，少劳多逸，使气血运行不畅，肝气不舒，横逆犯脾，脾胃功能减弱，脾失健运，痰饮、水湿内停而致病。早在春秋战国时期人们已经认识到适当运动对精气运转的影响，《吕氏春秋·尽数》中有云：“形不动则精不流，精不流则气郁。”以致诸病乃生，现代人们糖类、脂质等的吸收和消耗之间的不平衡，也就成了 NAFLD 发病原因之一。

（3）情志失调　宋代陈无择在《三因极一病证方论》中认为“喜、怒、忧、思、悲、恐、惊”七情太过是非常重要的致病因素，属三因中的内因，在疾病发生发展中起重大作用。情志致病，对身体的首要影响便是扰乱气机运行，《内经》曰：“余知百病生于气也。怒则气上，喜则气缓，悲则气消，恐则气下，惊则气乱，思则气结。”其意思简而言之就是情志导致的气机升降失常、运行不畅。元代朱震亨在《丹溪心法·六郁》中曰：“气血冲和，诸疾不生，一有怫郁，百病生焉。”肝主疏泄，对气机异常尤为敏感，肝的功能能保证全身的气机疏通畅达，情志异常会使肝之疏泄异常，气机郁滞，从而影响人体其他脏器的气化功能，导致脏腑功能的紊乱。《素问·宝命全形论》曰“土得木而达”，肝主疏泄有助于脾主升清和胃主降浊的协调，又能疏泄三焦水道，水津所过尚需气的推动，譬如气机不利，则肺失肃降，肝病传脾，脾失健运，肾失开阖，则清阳不升，浊阴不降，水道不利，三焦壅塞，气津气化、输布异常，水湿内停，酿湿聚而成痰成脂。血由气行，日久气不行则血滞为瘀，痰、瘀、滞由此而成。

（4）体质因素　体质因素与人们先天禀赋和后天饮食生活调养有关，是每个人生理上特定的阴阳偏向导致的，对某些致病因素具有易感性。痰湿质是由于水液内停而痰湿凝聚，以黏滞重浊为主要特征的体质状态，禀赋不足、元气不足或气机不利都易形成痰湿体质；当今生活条件改善，水饮、痰湿易热化而成湿热内蕴，此为湿热质；生活压力加大，事情繁杂，导致气机郁滞而形成的以性格内向、情绪抑郁、敏感为特点的一种体质状态，则为气郁质；有血液运行不畅的倾向、已有瘀血内阻的病理表现是为瘀血质。阳虚质和阴虚质一般出现在先天不足或久病体弱人群中，是易表现出虚寒或虚热现象的体质状态。有探究表明痰湿质、湿热质、血瘀质、阳虚质和阴虚质均是引起 NAFLD 的主要病理体质。朱丹溪曰“肥白人多痰湿”；叶天士指出的“夫肌肤柔白属气虚，外似丰溢，里真大怯，盖阳虚之体，惟多痰多湿”，以及《张聿青医案》提出“形体丰者多湿多痰”，其概括的是肥胖之人体质类型多以痰湿为标，而根本在于气虚。何秀玲等在一项针对老年人脂肪肝的发病与中医体质相关性研究中表明，痰湿质、气虚质是引起老年人脂肪肝的主要病理体质，痰湿质占 33.58%（321/956）；气虚质占 19.77%（189/956）；湿热质占 12.03%（115/956）。而湿热质的脂肪肝患者以 ALT、AST 水平为依据，其肝功能损害程度相对于其他各型最严重，其次为痰湿质。

（5）久病、高龄、肾虚　肾为先天之本，首见于《医宗必读》，内藏元阴元阳。《怡堂散记》曰：“肾者，主水，受五脏六腑之精而藏之，故五脏盛乃能泄，是精藏于肾而非生于肾也。五脏六腑之精，肾实藏而司其输泄，输泄以时，则五脏六腑之精相续不绝。”人体肾气充盛，肾阳温煦各脏阳气并推动全身气机的正常运行，使得各脏腑功能调和，血液循环及水液代谢正常。虽然 NAFLD 关键本在于脾失健运，水谷精微不归正化，生湿化痰，痰湿内蕴发病，但久病、高龄均可导致肾中肾精损耗不足，蒸腾气化无权，津液亦可停聚而为痰为湿。肾阳不足，脾失温煦，健运失常，亦可生湿化痰。《景岳全书》指出：“五脏之病，虽具能生痰，然无由乎脾肾，盖脾主湿，湿动则为痰。肾主水，水泛亦为痰。”肾虚则气血运行不畅，而瘀血内生，痰湿瘀血互结更使病情加重、缠绵难愈。陶杨等临床总结发现过食肥甘厚味及久病体虚是引起本病的主要病因。

2. 中医病机

目前，不同医家对脂肪肝病机的理解各有不同，但总体上认为病位在肝，与脾、胃关系密切，后期可累及肾，气滞、痰、湿、瘀、积、浊毒等为主要病理产物。肝属木，木性条达曲直，有升发之特点，而肝性柔和舒畅且主疏泄，故条达亦为肝之性，恶抑郁而喜条达。肝之疏泄正常，全身脏腑经络之气机运行畅达有序，气的推动、气化、温煦作用能生血、运血、布津及完成精液的互相转化；肝气不疏则气血滞塞、布化失施，无形之邪渐聚为“痰、湿、瘀、积”等有形之邪。《金匮要略》云：“夫治未病者，见肝之病，知肝传脾，当先实脾。”脾胃虚损，后期乃至先天之源影响后天之本，正虚邪实。

李敏认为患者病机主要责在脾、胃受损，运化失司，水谷精微不得正常输布，日久为痰湿之邪，痰湿邪气聚集于肝脏而发病。林丽莉认为脂肪肝病因病机为嗜食肥甘，生痰湿膏浊，内蕴脾胃，阻滞气机，久蕴则生内热。唐大军、陶杨、张仁谦均指出本病与肝、脾关系失调相关，当责之于痰、湿、瘀，病机多源于肝失疏泄，脾失健运，化湿成痰，痰浊郁积凝滞、瘀血阻滞，治疗时应痰、湿、瘀同治。翁伟安把脂肪肝归结为湿痰、瘀热互结之证，多种病因在引起肝失疏泄、脾失健运的基础上，导致水湿停聚，痰浊郁结，久而化热，伴有气滞血瘀。姚绍琴根据临床特点，认为现代脂肪肝是因长期饮食不节，嗜肥甘厚味，日久损伤脾胃，脾失健运，水谷不能化生精微，聚而成湿成痰，为膏为脂，留而为瘀，阻滞肝络，肝失条达，肝络血瘀而成。

肖忠钦将脂肪肝中医诊断为“肝痹”，病变首发于肝，肝失疏泄，随后痰浊内结，瘀血阻滞，痹于肝脏，日久累及脾、胃、肾，发病机理与中医理论中的痰、瘀、湿、积密切相关。吕妮娜等认为脂肪肝为本虚标实，病变部位初为肝、脾，当从“痰”“瘀”论治，同时建议除理气化痰健脾外，因脂肪肝患者多为中年以上之人，其人肾气渐虚，水不涵木，故适当培补先后天不应忽视。张腊总结本病病机为肝失疏泄，脾失健运，肾精亏损，气化失司，痰浊不化。其指出本病病理基础与痰、湿、浊、瘀、热等有关，而痰湿为其致病因素又为其病理产物。何国强观察发现脂肪肝主要临床表现为肾虚肝弱、脾气不足及痰湿内蕴的症状，常累及肝、脾、肾。徐玉玲指出肝、脾、肾三者亏虚是本病的病机关键。陈建杰临床总结认为痰湿是形成 NAFLD 的机制要点，本病病位在肝，而病实源于脾。盖脾主运化，具有消化饮食，化生、吸收和转输水谷精微的生理功能，饮食不节，过食肥甘厚味，劳逸失常，忧思伤脾，均使之脾胃损伤，健运失职，饮食水谷不能化为气血而为痰、为浊；脾为后天之本，脾主运化水湿，“诸湿肿满，皆属于脾”，病理上“见肝之病，知肝传脾”，脾失健运，易致湿浊内生。脾虚失运，痰湿内生，致肝失疏泄，继而水湿内停，痰凝气滞，血行不畅，瘀血阻滞，最终形成湿浊、痰瘀互结。

四、中西医治疗研究

1. 西医治疗

（1）明确病因，发现相关危险因素　如肥胖，血糖、血脂和血压的异常，IR 等。

（2）改变生活方式　通过健康宣教，纠正患者不良的行为或生活方式。戒烟戒（限）酒，纠正贪食、偏食、快食、暴饮暴食及不合理膳食结构等不良饮食行为；坚持合理的平衡膳食结构，合理搭配饮食组分。建议低糖（减少摄入含糖饮料及食物）、低脂（饱和脂肪和反式脂肪）、低热量的均衡膳食，增加膳食纤维含量，做到蛋白质、脂肪及碳水化合物、微量元素、维生素和纤维素等营养的合理配伍。达到中等程度的热量限制，强调肥胖成人每日热量摄入需减少 2092～4184kJ（500～1000kcal）。改变多坐少动、睡眠紊乱（晚睡晚起）及抑郁、暴躁等不良情绪等不良生活行为，每周累计＞150 分钟、＞4 次的全身性、中等量有氧锻炼。NAFLD 合并有糖尿病患者通过控制总热量均衡的饮食指导能显著改善 NAFLD 的转归，而联合合理的运动可在未有体重下降前表现出改善 IR、肝功能异常的有利转归。

（3）控制体重，减少腰围　肥胖的 NAFLD 患者如果通过半年到 1 年的生活方式改变未能降低初始体重 5%以上，谨慎选用二甲双胍、西布曲明、奥利司他等药物进行二级干预。上消化道减肥手术适用于药物减肥治疗无效的重度肥胖症患者。

（4）药物治疗

1）减少营养物质吸收药物：奥利司他可减少膳食中约 30%的脂肪（主要是三酰甘油）吸收，约减少摄入食物中 10%的能量。但其同时会减少机体对维生素的吸收。

2）胰岛素增敏剂：二甲双胍、噻唑烷二酮类（TZD）均可改善 IR，纠正代谢紊乱，治疗代谢危险因素及其合并症。二甲双胍能一定程度抑制高脂诱导的 NASH 大鼠抵抗素及相关炎性因子的表达，从而减轻 NASH 大鼠肝组织脂肪变程度和炎症损伤；能抑制肝内的成脂过程和促进脂肪酸氧化、降低三酰甘油在肝中过度沉积所引起的脂毒性等。有研究表明小剂量的二甲双胍（750mg/d）配合合理的饮食、运动就可对 NASH 达到良好的疗效，防治 NASH 的进一步发展。

噻唑烷二酮类药物（thiazolidinediones，TZDs），是一类口服胰岛素增敏剂，用于 2 型糖尿病的治疗。该药通过过氧化物酶体增殖体激活的 γ 受体（PPARγ）抑制 TNF-α 信号转导作用，致使血糖降低，缓解 IR。但临床上对于胰岛素增敏剂治疗 NASH 的作用也有部分研究呈相反的结论，儿童 NAFLD 使用二甲双胍治疗研究发现，二甲双胍并不能显著改善肝功能，以及肝细胞脂肪变性和肝组织学；二甲双胍虽然可降低 NAFLD 患者血清 ALT 和 AST 水平，但并不能改善肝纤维化。故需谨慎使用这些药物来改善 NAFLD 患者血清酶谱异常和肝组织学病变，其实际作用尚有待进一步临床试验证实。

同时这类药物也存在不良反应需得到临床的重视，二甲双胍可使血清乳酸升高，TZD（吡格列酮、罗格列酮等）可出现肝毒性等。20 世纪 20 年代双胍类就曾作为降糖药应用，但因其对肝的毒性作用较明显而被要求慎用，后经结构修饰，肝毒性减少而再次应用于临床，尽管如此仍有该药物的肝损害报道。于华众的研究提示老年、服药依从性不高、肝肾功能损害是服用二甲双胍的糖尿病患者出现乳酸酸中毒（LA）的易发因素，严重的酸中毒可造成机体多个脏器损伤，LA 病死率为 15%～42%。2009 年研究者分析了 10 年的罗格列酮和吡格列酮等药物不良事件报告（adverse event reporting system，AERS），发现它们也具有一定的肝毒性。然而噻唑烷二酮类药物家族肝毒性的发生机制仍未得到很好的阐明。

3）保肝抗炎药物：由于 NAFLD 的病因和发病机制复杂且尚未完全阐明，《非酒精性脂肪肝性肝病诊疗指南》建议合理选用多烯磷脂酰胆碱、水飞蓟宾、甘草酸制剂、双环醇、维生素 E、熊去氧胆酸、腺苷蛋氨酸和还原型谷胱甘肽等 1～2 种中西药物，对 NAFLD 患者（尤其是并发肝功能损害者）肝内脂肪和炎症的消失有促进作用，从而可以防治肝细胞死亡和纤维化。疗程通常需要 6～12 个月以上。但同时指出目前还没有针对 NAFLD 的特效药，药物在治疗 NAFLD 的过程中仅起到辅助作用。

4）减少附加打击以免加重肝损害：短期快速的体重下降（＞5kg/月）反而会使 NAFLD 病情恶化诱发脂肪性肝炎甚至导致肝衰竭。禁用极低热量饮食和空-回肠短路手术减肥，避免接触肝毒物质，慎重使用可能有肝毒性的中西药物和保健品，严禁过量饮酒。

2. 中西医结合治疗

目前脂肪肝的中医辨证规律已形成基本认识，即脂肪肝证型出现频次前 5 位为痰瘀互结、肝郁脾虚、湿热内蕴、气滞血瘀、肝肾阴虚。在中西医结合治疗、中医治疗方面均有其优势，而中西医结合治疗具有优势互补、增强疗效的优势。

（1）西药联合中药协定方　　唐大军认为本病中医治疗应痰、湿、瘀同治，活血化痰，此种治则具有多靶点治疗优势，能够从整体调节身体，同时认为活血方可以保护患者肝细胞，化痰方则利于调节脂肪代谢。在使用谷胱甘肽注射液的基础上联合使用中药降脂汤组方（柴胡、丹参、郁金、白芍、泽泻、虎杖等），临床总有效率达 91.11%（$P<0.05$）。

翁伟安、陶杨、张仁谦三位均是在多烯磷脂酰胆碱胶囊口服的基础上，加用自拟中药，认为多烯磷脂酰胆碱胶囊具有修复肝细胞生物膜、促进肝细胞代谢酶活性、改善血液脂质代谢等功效。翁伟安的柴苓茵郁汤（柴胡、炒栀子、茯苓、郁金、滑石、赤芍、泽泻等）具有疏肝健脾、利湿祛痰、活血通络之功。方中以柴胡、茯苓为君药，重于理气化湿。陶杨予患者速效降脂舒肝汤（黄芪、当归、苍术、丹参、赤芍、三棱、莪术、地龙），以益气活血药为君。

张仁谦因认为本病临床当责之于痰、湿、瘀，最终痰湿瘀阻互结、痹阻肝脏脉络而形成脂肪肝。故用消脂和肝胶囊（泽泻、茵陈、夏枯草、路路通、猪苓、茯苓、半夏等）治疗湿阻滞型 31 例，结果临床总有效率为 91.2%。姚绍琴也认同痰、湿、瘀是本病的重要病理因素，并指出利湿化痰、活血化瘀则为本病的重要治法。其在给予患者硫普罗宁肠溶片口服基础上加服自拟中药方清脂灵加减（柴胡、大黄、茯苓、白术、半夏、泽泻、何首乌、丹参）取得了良好的疗效。

许娟总结本病的病位在肝、脾、肾，主要病机为湿浊凝滞、痰瘀阻络，重点在于痰瘀同治，所谓“治痰要活血，血活则痰化；治瘀必化痰，痰化血亦治”。采用化瘀祛痰汤（丹参、郁金、赤芍、白芍、泽泻、冬瓜皮、炒白术、茯苓、陈皮等）联合辛伐他汀滴丸治疗，活血对于肝细胞的保护和肝功能的改善作用更显著，而化痰对调节脂代谢作用较为明显。石凌、李培富在临床研究中就从活血祛瘀入手，分别使用多烯磷脂酰胆碱胶囊、还原型谷胱甘肽注射液联合中药治疗，方中以大量活血药物为主（丹参、当归、三七、五味子、赤芍、郁金、红花、桃仁、乳香、没药），兼用疏肝健脾药。

聂世纪选取 2 型糖尿病患者中并发 NAFLD 患者，在积极治疗糖尿病基础上，口服力平脂、维生素 C、肌苷片，以及中药汤剂（柴胡、茵陈、泽泻、首乌、大黄、丹参、山楂），研究表明在降低肝功能、血脂疗效方面优于单用西药，且具有减轻肝损害的优点。李敏认可熊去氧胆酸和多烯磷脂酰胆碱可降血脂，减轻肝细胞浸润，保护肝功能，降低氨基转移酶的作用。患者在西药治疗同时服用胃苓饮方以健脾利水、行气祛湿、化痰降脂，疗效显著。方中苍术、猪苓、茯苓、泽泻、薏苡仁健脾利水、祛痰化湿，厚朴行气宽中燥湿，白扁豆健脾燥湿，山楂、郁金、泽兰行气利水、活血化瘀，夏枯草、决明子降血脂。张勤生应用还原性谷胱甘肽注射液联合中药降脂汤（丹参、柴胡、郁金、泽泻、白芍、制何首乌、山楂）治疗患者 83 例。以丹参与柴胡为君药，共奏清肝健脾、燥湿化痰、祛瘀泻浊之功，与单纯西药治疗相比，能显著改善高脂血症，降低三酰甘油、胆固醇及血黏度。

占春华在临床中发现，从初期到中期的 NAFLD 患者多为气质脾虚，湿浊阻滞，故确立以理气健脾、利湿泄浊作为其治疗方法。使用化浊消脂煎剂（泽泻、陈皮、炒莱菔子、紫苏子、砂仁、牡丹皮、山药等）和银杏叶提取物联合治疗 2 个月疗效优于对照组（予多磷脂酰胆碱、葡萄糖醛酸酯）。宋霆认为本病治疗要标本兼治，补虚泻实，在疏肝健脾时更要使浊邪去有出路，由此选用易善复胶囊联合降脂护肝汤（柴胡、白芍、丹参、草决明、泽泻、陈皮）取得理想的效果。林丽莉等根据 NAFLD 嗜食肥甘，生痰湿膏浊，内蕴脾胃，阻滞气机久蕴则生内热的病因病机，指出仲景名方大柴胡汤行气开郁，清热泻浊，通腑除满，切合病机。治疗合用多烯磷脂酰胆碱胶囊。辨证加减：腹胀甚者加陈皮、木香，气虚明显者加党参，大便溏者去大黄加茯苓、白术。

（2）西药联合中药辨证、辨体质治疗　董笑梅将病机总结为本虚以脾肾亏虚为主，标实主要责之气滞、痰湿、血瘀。予以硫普罗宁加中医辨证分型给予中药汤剂明显改善了患者肝功能、影像学指标。肝郁脾虚，方用四君子汤、参苓白术散等加减；湿热壅结，方用龙胆泻肝汤加减；肝肾阴虚，方用一贯煎合六味地黄汤加减；痰瘀交阻，方用血府逐瘀汤加减。杨艳娜等研究表明自行研制的昆藻调脂胶囊（广昆布、海藻、丹参、柴胡、何首乌、泽泻、山楂等）对辨证为痰湿瘀阻组、肝郁脾虚组、肝肾不足组、湿热内蕴组四组脂肪肝患者都有改善肝功能、改善脂肪肝 B 超影像、降低血脂等作用，但因以海藻、广昆布作为主药，疗效以痰湿瘀阻组为最佳。

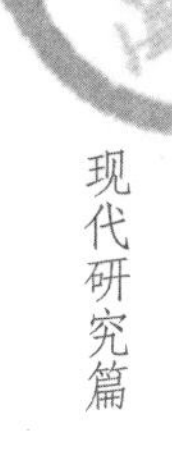

肖忠钦注意到脂肪肝患者存在不同体质特点，由此通过辨证分析辨证给药，注射用还原型谷胱甘肽、二甲双胍治疗同时予自拟虎杖降脂汤（虎杖、柴胡、丹参、泽泻、姜黄、草决明、制大黄等）。肥胖痰浊者加黄芩、黄连；肝肾阴虚者加菊花、女贞子、山药、枸杞子；肝郁脾虚者加白芍、枸杞子；湿热蕴结者加茵陈、山楂、郁金；气郁血瘀者加川芎、赤芍、枳壳。以上诸药共奏疏肝消脂、活血通络、祛湿消痰之效。张腊以燥湿化痰、醒脾运脾、疏肝理气为治则，利用多烯磷脂酰胆碱胶囊联合自拟清脂汤（藿朴夏苓汤及二陈汤加减）治疗本病，肝气郁结者加郁金、枳壳、佛手；脾气虚者加炒白术、怀山药、黄芪；湿热重者加绵茵陈、焦山栀子、制大黄；夹瘀者加川芎、赤芍、桃仁。李静等治疗上主张祛湿化痰、疏肝活血，运用必需磷脂及多种维生素联合祛湿化痰方（苍术、柴胡、厚朴、丹参、红花、川芎等），痰湿盛者则加泽泻、决明子、山楂；肝肾亏虚者加何首乌、枸杞子；瘀血者则加赤芍。

吕妮娜等认为脂肪肝患者多为中年以上之人，以脾为生痰之源、肾气虚则水不涵木为理论依据，指出化痰、祛瘀、理气同时不能忘记适当培补先后天，运用肝泰乐（葡醛内酯）基础上加用调脂中药粉（丹参、三七、山楂、白术、茯苓各等份）治疗 NAFLD 患者 96 例，体质偏热者加用西洋参，偏凉者加用红参。

方埼逍逍针对 63 例肝气郁滞型 NAFLD 存在血行不畅的特点，采用疏肝解郁、行气活血的治法，其中以理气解郁为主，调节肝组织为重，在易善复胶囊、牛磺酸等西药基础上加用柴胡疏肝散，同时加旋覆花、茜草、川楝子、三七善通肝经气血之郁滞。张云静等以肝郁脾虚证 NAFLD 患者作为研究对象，分健肝降脂丸（茯苓、丹参、决明子、生山楂、首乌、郁金等）联合双环醇组、健肝降脂丸组、双环醇组，有效率分别为 91.7%、83.3%、50.0%。林海等观察疗肝 3 号（黄芪、紫河车、天星草、田基黄、白花蛇舌草、垂盆草等）联合多烯磷脂酰胆碱胶囊治疗肝郁脾虚型 NAFLD/NASH 的临床疗效研究发现，疗肝 3 号通过脾肝并调，标本同治，使得脾土健运，肝木条达，气行、痰消、瘀祛，气血津液输布正常，对本病的临床症状有良好的改善作用；同时指出脾气虚是本病发生的根本所在。徐玉玲采用多烯磷脂酰胆碱胶囊联合健脾降脂汤治疗脾虚湿阻型 NAFLD，以黄芪补气益脾，柴胡疏肝理气、升阳化浊，两者共为君药，全方健脾益气、养肝化浊，疗效满意。郄秋红对确诊浊毒内蕴型 NAFLD 患者服用化浊解毒方（藿香、佩兰、葛根、茵陈、茯苓、黄芩、姜黄等）进行疗效观察，结果提示其对患者血脂状态及胰岛素水平等具有理想的调节作用，利于减轻肝损害程度，促进病情转归，改善患者预后质量。孔莹针对脂肪肝肝肾阴虚患者虚、滞、瘀的基本特点，结合叶天士“久病入络”观点，在补肝益肾同时加以宣通络瘀、通补入络和祛瘀固络法治之，制作芪黄龟苓膏（生地黄、熟地黄、生黄芪、当归、丹参、百合、枸杞子、醋柴胡等）治疗患者 62 例，使络脉通达健运、气血营卫盈盛健、五脏功能恢复，疾病得愈。

（3）中医内服外治联合治疗　何国强认为脂肪肝患者临床表现为肾虚肝弱、脾气不足，以及痰湿内蕴等症状，以补肾通经的针灸治疗方法，可以达到肝脾调和、湿化瘀去，以及气血通畅的功效，故当以飞利肝宁胶囊清热解毒、化湿利胆，并取天枢、肝俞、脾俞、命关、太冲、关元、期门、复溜、三阴交、足三里、合谷、太溪及内关等穴位。王魁彬同样采用内服外治法治疗 NAFLD，口服脂保肝合剂（丹参、柴胡、泽泻、草决明、山楂、莪术）并配合针刺治疗，取穴足三里、内关、丰隆、太冲及三阴交，以行气活血并且化瘀除痰，除痰浊与瘀血相互交结为患，从而改善患者的血液流变学及机体微循环。

叶欣等使用中药协定方（绞股蓝、枸杞子、山楂、荷叶、决明子、菊花）泡服代茶饮联合中药穴位贴敷（中药柴胡、大黄、生半夏、三七，取穴日月穴、期门穴、肝俞穴、脾俞穴、足三里穴）的方法治疗 NAFLD，结果提示于降低血糖、三酰甘油及胰岛素抵抗指数方面明显优于单纯服用多烯磷脂酰胆碱胶囊。

五、展望

随着生活水平的提高，目前 NAFLD 的发病率逐年上升，已经成为临床常见病，并常常伴随肥胖、高血压、糖尿病等疾病，加大了治疗的难度和后期并发症风险。西医对于 NAFLD 的发病机制认识仍比较局限，尚未有疗效确切的临床药物，然而中医在整体观念和辨证论治思想指导下，对于防治 NAFLD 取得一定的进展，对于病因病机的认识比较集中，通过辨证治疗达到标本兼治的良好疗效。但是，中医在诊断治疗 NAFLD 中缺乏统一的量化指标，动物实验又无法完全体现中医特色的四诊合参、疗效判定，对中医方剂的有效成分及作用机制方面缺乏进一步研究。

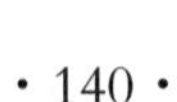

参 考 文 献

董笑梅. 2013. 中西医治疗非酒精性脂肪肝45例临床观察[J]. 内蒙古中医药，7：25，26.

方埼逍逍. 2016. 中西医结合治疗非酒精性脂肪肝肝气郁滞型临床观察[J]. 实用中医药杂志，32（4）：344，345.

何国强. 2012. 中西医结合治疗非酒精性脂肪肝临床疗效观察[J]. 中国实用医药，7（34）：160，161.

何秀玲，郝伟荣，张瑞，等. 2015. 956例老年人脂肪肝患者的中医体质分型及相关因素临床分析[J]. 四川中医，1：80-82.

胡小娟，熊屏，陈群. 2009. 脂肪肝常见中医证型与彩色多普勒超声特征的关系[J]. 湖北中医杂志，10（1）：17，18.

黄静，吴奋，陈湘清，等. 2014. 374例非酒精性脂肪肝病相关因素分析[J]. 江苏医药，40（10）：1227，1228.

蒋俊民，曹敏玲，池晓玲，等. 2016. 非酒精性脂肪肝体质分类特点及健康调养效果分析[J]. 湖南中医杂志，32（6）：10-12.

孔莹. 2015. 芪黄龟苓膏治疗肝肾阴虚型非酒精性脂肪肝62例[J]. 陕西中医，36（10）：1336，1337.

李静，李治国. 2017. 中西医结合治疗非酒精性脂肪肝的临床效果及对患者肝纤维化的影响[J]. 白求恩医学杂志，15（1）：116，117.

李敏. 2014. 中西医结合治疗非酒精性脂肪肝42例观察[J]. 实用中医药杂志，30（10）：951.

李培富. 2014. 中西医结合治疗非酒精性脂肪肝临床研究[J]. 中医学报，29（8）：1222，1223.

李文华，赵晖，王超，等. 2015. 彩色多普勒超声与非酒精性脂肪肝辨证分型的相关性研究[J]. 中国实用医药，10（27）：64，65.

李祥，刘毅. 2014. 中西医结合治疗非酒精性脂肪肝疗效观察[J]. 光明中医，26（6）：1309，1310.

林刚，钟妍，范建高. 2008. 2型糖尿病对非酒精性脂肪性肝病的影响[J]. 国际消化病杂志，28（6）：455-457.

林海，蒋阳昆，张红星，等. 2012. 中西医结合治疗肝郁脾虚型非酒精性脂肪性肝炎[J]. 中国实验方剂学杂志，18（14）：275-278.

林丽莉，李良龙. 2017. 中西医结合治疗非酒精性脂肪肝临床观察[J]. 实用中医药杂志，33（9）：1069，1070.

刘新生. 2014. 中山某地区脂肪肝患病率及其危险因素的流行病学分析[J]. 现代医院，14（1）：148，149.

吕妮娜，于水英. 2014. 中西医结合治疗非酒精性脂肪肝96例[J]. 中医临床研究，6（10）：92，93.

吕焱. 2013. 驻京某部科技干部脂肪肝发病率及相关因素分析[J]. 中国当代医药，20（10）：160，161.

孟萍，邓棋卫，王静，等. 2008. 中医体质因素与非酒精性脂肪肝的发病相关性研究[J]. 光明中医，23（9）：1245-1247.

聂世纪，温贤久. 2012. 中西医结合治疗2型糖尿病非酒精性脂肪肝的疗效观察[J]. 湖北中医杂志，34（8）：49，50.

郯秋红，刘跃平. 2016. 化浊解毒方对非酒精性肝病脂肪细胞因子瘦素抵抗胰岛素抵抗的影响研究[J]. 四川中医，34（12）：75-77.

石凌. 2016. 中西医结合治疗非酒精性脂肪肝病的临床分析[J]. 中国社区医师，32（4）：105，106.

司毅. 2013. 非酒精性脂肪肝病相关因素的临床分析及预防对策[J]. 中国医药指南，（3）：146，147.

宋霆. 2012. 中西医结合治疗非酒精性脂肪肝的临床观察[J]. 中国社区医师，14（34）：226，227.

唐大军. 2013. 45例中西医结合治疗非酒精性脂肪肝临床研究[J]. 中外医疗，30：14，15.

陶杨，左玉江，王东宁，等. 2017. 速效降脂舒肝汤治疗非酒精性脂肪肝临床研究[J]. 中医学报，32（3）：444-448.

王魁彬. 2015. 中西医结合治疗非酒精性脂肪肝的临床观察[J]. 中国现代药物应用，9（16）：150，151.

王晓文，李玉玲. 2015. 非酒精性脂肪肝临床危险因素相关性研究[J]. 中国医刊，50（4）：73，74.

翁伟安，陈勇毅. 2016. 柴苓茵郁汤治疗非酒精性脂肪肝32例观察[J]. 浙江中医杂志，51（8）：578.

巫协宁. 2014. 非酒精性脂肪性肝病胰岛素抵抗发生机制新解与中西医结合治疗[J]. 中西医结合肝病杂志，24（5）：296-298，310.

肖忠钦. 2014. 中西医结合治疗非酒精性脂肪肝70例临床探讨[J]. 中外医疗，29：155，156.

徐玉玲. 2012. 中西医结合治疗非酒精性脂肪肝脾虚湿阻型的疗效观察[J]. 中国现代医生，50（15）：64，65.

许娟. 2012. 中西医结合治疗非酒精性脂肪肝60例[J]. 山东中医药大学学报，36（4）：318，319.

闫智勇. 2009. 肝主疏泄与脂质代谢理论和实践探讨[J]. 中医药导报，15（2）：13-15.

杨艳娜，孔祥廉，王云庭，等. 2012. 昆藻调脂胶囊对不同证型脂肪肝的临床观察[J]. 亚太传统医药，8（1）：69-71.

姚俊娜，陈芝芸，严茂祥，等. 2015. 二甲双胍对非酒精性脂肪性肝炎大鼠肝脏抵抗素表达的影响[J]. 医学研究杂志，44（11）：64-67，70.

姚绍琴. 2012. 中西医结合治疗非酒精性脂肪肝31例疗效观察[J]. 中华全科医学，10（5）：750，751.

叶蕾. 2004. 非酒精性脂肪肝肝纤维化指标与中医辨证分型相关性探论[J]. 北京中医药大学学报，11（2）：15.

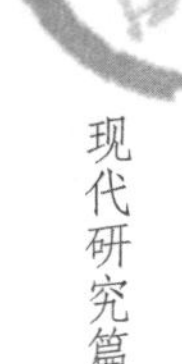

叶青艳，陈逸云，陈建杰. 2014. 陈建杰从“肥人多痰湿”论治非酒精性脂肪性肝病经验[J]. 辽宁中医杂志，41（1）：26-28.
叶欣，张春华，刘青，等. 2015. 中药泡服加穴位贴敷治疗非酒精性脂肪肝病 30 例疗效观察[J]. 中国医药科学，9（16）：150，151.
于华众，李章平，吴朝明，等. 2006. 服用二甲双胍的糖尿病患者乳酸酸中毒的特点分析[J]. 实用医学杂志，22（7）：804，805.
余佩玲，邹劲涛. 2006. 561 例体检干部脂肪肝发病相关因素调查分析[J]. 右江民族医学院学报，28（3）：434，435.
占春华. 2016. 中西医结合治疗非酒精性脂肪肝病的临床研究[J]. 湖北中医杂志，38（9）：34，35.
张腊. 2013. 中西医结合治疗非酒精性脂肪肝临床观察[J]. 浙江中西医结合杂志，23（11）：892-894.
张勤生. 2012. 中西医结合治疗非酒精性脂肪肝 163 例[J]. 中国医疗前沿，7（24）：21，22.
张仁谦. 2012. 消脂和肝胶囊治疗非酒精性脂肪肝病的临床观察[J]. 湖北中医杂志，34（12）：8，9.
张顺贞，石安华，姚政，等. 2015. 非酒精性脂肪肝中医病因病机探讨[J]. 云南中医中药杂志，36（1）：17-19.
张云静，许岚，宓余强. 2014. 中西医结合治疗非酒精性脂肪肝肝郁脾虚证的临床疗效观察[J]. 湖南中医药，30（8）：58-60.
赵伯智，关幼波. 1994. 肝病杂病论[M]. 北京：世界图书出版公司：127-137.
赵以芳，刘国祥. 2008. 小剂量二甲双胍配合食疗、运动治疗非酒精性脂肪肝的疗效观察[J]. 临床荟萃，23（8）：589-591.
中华医学会肝病学分会脂肪肝和酒精性肝病学组. 2010. 非酒精性脂肪性肝病诊疗指南（2010 年修订版）[J]. 中华肝脏病杂志，18（3）：163-166.
中华医学会肝脏病学分会脂肪肝和酒精性肝病学组. 2006. 非酒精性脂肪性肝病诊疗指南[J]. 中华肝脏病杂志，14（3）：89.
朱科伦，朱郇悯，曾文铤，等. 2011. 非酒精性脂肪肝流行病学的研究进展[J]. 广州医药，42（4）：1，2.
Alonso C，Puri P，Martinez-Arranz I，et al. 2016. Metabolomics in a liquid biopsy provides a noninvasive comprehensive NAFLD diagnostic tool[J]. Hepatology，64（S1）：20A.
Chalasakli N，Younossi Z，Lavine JE，et al. 2012. The diagnosis and management of non-alcoholic fatty liver disease：practice guideline by the American Gastroenterological Association，American Association for the Study of Liver Diseases，and American College of Gastroenterology[J]. Gastroenterology，142（7）：1592-1609.
Cone CJ，Bachyrycz AM，Murata GH. 2010. Hepatotoxicity associated with metformin therapy in treatment of type 2 diabetes mellitus with nonalcoholic fatty liver disease[J]. Ann Pharmacother，44（10）：1655-1659.
Dinani RA，Toor JA. 2016. Transient elastography in combination with clinical markers（BARD score，FIB-4，NFS）can be useful in predicting the presence or absence of advanced fibrosis in patients with non alcoholic fatty liver disease[J]. Hepatology，64（S1）：560A.
Donati G，Stagni B，Piscagli F，et al. 2004. Increased prevalence of fatty liver in arterial hypertensive patients with normal liver enzymes：role of insulin resistance[J]. Gut，53（7）：1020-1023.
Farrell GC，Larter CZ. 2006. Nonalcoholic fatty liver disease：from steatosis to cirrhosis[J]. Hepatology，43：S99-S112.
Floyd JS，Barbehenn E，Lurie P，et al. 2009. Case series of liver failure associated with rosiglitazone and pioglitazone[J]. Pharmacoepidemiol Drug Saf，18（12）：1238-1243.
Fruehwald Schultes B，Oltmanns KM，Toschek B，et al. 2002. Short-term treatment with metformin decreases serum leptin concentration without affecting body weight and body fat content in normal-weight healthy men[J]. Metabolism Clinical & Experimental，51（4）：531-536.
Harrison SA，Day CP. 2007. Benefits of lifestyle modification in NAFLD[J]. Gut，56：1760-1769.
Kobayashi N，Kumada T，Toyoda H，et al. 2016. Evaluation of non-invasive markers for the diagnosis of nonalcoholic steatohepatitis[J]. Hepatology，64（S1）：593A.
Liang YJ，Jian JH，Chen CY，et al. 2013. L-165，041，troglitazone and their combination treatment to attenuate high glucose-induced receptor for advanced glycation end products（RAGE）expression[J]. Eur J Pharmacol，715（1-3）：33-38.
Lin Hz，Yang SQ，Chuckaree C，et al. 2000. Metformin reverses fatty liver disease in obese，leptin-deficientmice[J]. Nat Med，6（9）：998-1003.
Liu Y，Wan Q，Guan QB，et al. 2006. High-fat diet feeding impairs both the expression and activity of AMPKa in rats skeletal muscle[J]. Biochem Biophys Res Commun，339（2）：701-707.
Loomba R，Seguritan V，Li WZ，et al. 2016. Novel gut-microbiota based metagenomic signature for the non-invasive detection of advanced fibrosis in nonalcoholic fatty liver disease：a prospective study[J]. Hepatology，64（S1）：70A.
Luthra A，Nigam P，Misra A. 2007. Metabolic correlation and management strategies of non-alcoholic fatty liver disease：an

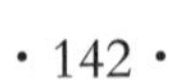

Asian Indian perspective[J]. Diabetes Metabolic Syndr，1（4）：279-285.
Massie VC，Sreedhar VH. 2016. Identification of early transformations and biochemical changes in patients with NASH by fourier transform infrared spectroscopic imaging[J]. Hepatology，64（S1）：553A.
Mehta SR，Thomas EL，Bell JD，et al. 2008. Non-invasive means of measuring hepatic fat content[J]. World J Gastroenterol，14（22）：3476-3483.
Milic S，Stimac D. 2012. Nonalcoholic fatty liver disease/steatohepatitis：epidemiology，pathogenesis，clinical presentation and treatment[J]. DigDis，30：158-162.
Neuschw，er-Tetri BA. 2005. Nonalcoholic steatohepatitis and the metabolic syndrome[J]. Am JM ed Sci，330（6）：326-335.
Nobili V，Manco M，Ciampalini P，et al. 2008. Metformin use in children with nonalcoholic fatty liver disease：an open-label，24-month，observational pilot study[J]. Clinical Therapeutics，30（6）：1168-1176.
Perez-Cormenzana M，Garcı́a C，Antolin B，et al. 2016. A non-invasive lipidomic test accurately discriminates NASH from steatosis and tracks evolution of the disease[J]. Hepatology，64（S1）：559A.
Ricci P E，Pitt A，Keller PJ，et al. 2000. Effect of voxel position on single-voxel MR spectroscopy findings[J]. AJNR Am J Neuroradiol，21（2）：367-374.
Rinella ME. 2015. Nonalcoholic fatty liver disease：a systematic review [J]. JAMA，313（22）：2263-2273.
Roberts KK，Pathirana IN，Paredes AH，et al. 2016. Prospective comparison to liver biopsy of VCTE/CAP，MRE，PDFF，and multiparametric MRI for predicting degree of steatosis and diagnosis of NASH[J]. Hepatology，64（S1）：22A.
Sasso M，Beaugrand M，de Ledinghen V，et al. 2010. Controlled attenuation parameter（CAP）：a novel VCTE guided ultrasonic attenuation measurement for the evaluation of hepatic steatosis：preliminary study and validation in a cohort of patients with chronic liver disease from various causes[J]. Ultrasound Med Biol，36（11）：1825-1835.
Shoji H，Yoshio S，Mano Y，et al. 2016. Interleukin-34 as a fibroblast-derived marker of liver fibrosis in patients with non-alcoholic fatty liver disease[J]. Hepatology，64（S1）：544A.
Singh S，Allen AM，Wang Z，et al. 2015. Fibrosis progression in nonalcoholic fatty liver vs nonalcoholic steatohepatitis：a systematic review and metaanalysis of paired-biopsy studies [J]. Clin Gastroenterol Hepatol，13（4）：643-654.
Sloga S，Alkhuraishe AR，Clark JM，et al. 2004. Dietary composition and nonalcoholic fatty liver disease[J]. Dig Dis Sci.，49：1578.
Uygun A，Kadayifci A，Isik AT，et al. 2004. Metformin in the treatment of patients with non-alcoholic steatohepatitis[J]. Aliment Pharmacol ther，19：537-544.
Vppalanchi R，Chalasani N. 2009. Nonalcoholic fatty liver disease and nonalcoholic steatohepatitis：selected practical issues in their evaluation and management[J]. Hepatology，49（1）：306-317.
Webb M，Yeshua H，Zelber-Sagi S，et al. 2009. Diagnostic value of a computerized hepatorenal index for sonographic quantification of liver steatosis[J]. AJR Am J Roentgenol，192（4）：909-914.
Xun YH，Guo JC，Lou GQ，et al. 2014. Nonalcoholic fatty liver disease（NAFLD）fibrosis score predicts 6. 6 years overall mortality of Chinese patients with NAFLD[J]. Clin Exp Pharmacol Physiol，41（9）：643-649.
Yoneda M，Yoneda M，Mawatari H，et al. 2008. Noninvasive assessment of liver fibrosis by measurement of stiffness in patients with nonalcoholic fatty liver disease（NAFLD）[J]. Dig Liver Dis，40（5）：371-378.
Younossi ZM，Koenig AB，Abdelatif D，et al. 2016. Global epidemiology of nonalcoholic fatty liver disease-meta-analytic assessment of prevalence，incidence，and outcomes[J]. Hepatology，64（1）：73-84.